换个视角看经方

杨大华 著

全国百佳图书出版单位

中国中医药出版社

· 北京 ·

图书在版编目（CIP）数据

换个视角看经方 / 杨大华著 . —北京：中国中医
药出版社，2022.3（2022.7 重印）
ISBN 978-7-5132-7389-3

Ⅰ . ①换… Ⅱ . ①杨… Ⅲ . ①经方—通俗读物 Ⅳ .
① R289.2-49

中国版本图书馆 CIP 数据核字（2022）第 017884 号

中国中医药出版社出版
北京经济技术开发区科创十三街 31 号院二区 8 号楼
邮政编码　100176
传真　010-64405721
三河市同力彩印有限公司印刷
各地新华书店经销

开本 880×1230　1/32　印张 7.75　字数 145 千字
2022 年 3 月第 1 版　2022 年 7 月第 2 次印刷
书号　ISBN 978-7-5132-7389-3

定价 39.00 元
网址　www.cptcm.com

服 务 热 线　010-64405510
购 书 热 线　010-89535836
维 权 打 假　010-64405753

微信服务号　zgzyycbs
微商城网址　https://kdt.im/LIdUGr
官 方 微 博　http://e.weibo.com/cptcm
天猫旗舰店网址　https://zgzyycbs.tmall.com

如有印装质量问题请与本社出版部联系（010-64405510）
版权专有　侵权必究

前 言

　　《伤寒论》《金匮要略》记载了古老的诊疗经验。然而，其条文古朴简约、高度凝练，这给后人的解读带来了诸多困难。作为中医的重要典籍，不该因此而让后学望而却步。我们知道，大多数学习者都是从传统中医的角度来研读两书的，由此得到的结论也显得单一而局限。认识论告诉我们，从不同的角度看问题，一定可以看到不同的东西。那么，能不能换一个视角来解读《伤寒论》《金匮要略》这些条文呢？比如，从西医学的视角，乃至从古代文化的视角。在这种好奇与兴趣的引导下，我来了一场探寻之旅，于是，便有了《换个视角看经方》这本书。

　　本书主要从西医学的视角来解读经方条文。在"看"的过程中，一些条文让我看到了惊喜与兴奋，更多的条文则是令我百思不得其解。我把自己能够看懂的部分整理出来，为读者提供一些参考。通往经方殿堂的路并非只有一条，多一个解读思路无疑是有益的，虽然离开这些解读并不影响经方的使用。

　　为了便于读者阅读，《伤寒论》条文后面以阿拉伯字母标明序号，《金匮要略》条文则采用汉字序号，"·"之前为条文所出之篇次，之后为条文在该篇出现的序号。康平本《伤寒论》的条文依据的是叶橘泉先生收藏、湖南科学技术出版社 1988 年出版的《古本康平伤寒论》，无序号。

限于个人的眼力，"看"错的地方也在所难免，欢迎读者朋友们提出宝贵意见。

杨大华

2022 年 1 月

目　录

001　品味桂枝汤　　　　　　　　　　　　　　　　　　　　001

002　治疗流感的"阿司匹林"——麻黄汤　　　　　　　　005

003　大青龙汤与肺炎早期表现　　　　　　　　　　　　　008

004　透视发汗过多的两条变证　　　　　　　　　　　　　010

005　麻黄连轺赤小豆汤与急性肝坏死　　　　　　　　　　015

006　苓桂术甘汤证，掀起你的盖头来　　　　　　　　　　018

007　桔梗汤与肺脓肿　　　　　　　　　　　　　　　　　022

008　皮水是什么病　　　　　　　　　　　　　　　　　　025

009　"四肢聂聂动"最有可能是什么症状　　　　　　　　027

010　对宋版《伤寒论》29 条的探索　　　　　　　　　　029

011　大黄甘草汤证，我懂你的"吐"　　　　　　　　　　031

012　郁者开之，聊聊半夏厚朴汤　　　　　　　　　　　　033

013　葶苈大枣泻肺汤与急性肺水肿　　　　　　　　　　　036

014　"出见有头足"是对肠型的记载　　　　　　　　　　038

015　枳术汤与幽门梗阻　　　　　　　　　　　　　040

016　白头翁汤与急性菌痢　　　　　　　　　　　　042

017　小青龙汤条文，解开或然证之谜　　　　　　　045

018　木防己汤证，"心下痞坚"及"面色黧黑"探源　048

019　产后腹痛为哪般　　　　　　　　　　　　　　051

020　肾气丸证的五张"面孔"　　　　　　　　　　　054

021　麻黄杏仁石膏甘草汤与大叶性肺炎　　　　　　060

022　越婢加半夏汤条文探讨　　　　　　　　　　　062

023　厚朴生姜半夏甘草人参汤治麻痹性肠梗阻　　　064

024　半夏泻心汤与急性单纯性胃炎　　　　　　　　065

025　小结胸病，肺炎的肺外表现　　　　　　　　　067

026　一条离奇古怪的条文　　　　　　　　　　　　069

027　您还在为"下利"与"下血"纠结吗　　　　　　072

028　猪肤汤与烟酸缺乏症　　　　　　　　　　　　075

029　大黄硝石汤与重型肝炎　　　　　　　　　　　078

030　"水鸡声"传达的信息　　　　　　　　　　　　080

031　从十二指肠溃疡看"心悬痛"　　　　　　　　　082

032　葛根汤证，我看到你破伤风的样子　　　　　　084

033　五苓散证，敢问"渴"从何处来　　　　　　　　087

034　茯苓甘草汤证，为什么"不渴"　　　　　　　　090

035 茯苓泽泻汤与胃潴留   092

036 扒一扒麻子仁丸证   094

037 甘遂半夏汤与肝腹水   096

038 乌头汤与痛风急性发作   099

039 诃黎勒散与功能性粪失禁   100

040 真武汤条文，又见或然证   101

041 四逆汤证与低血容量性休克   104

042 "中风痱"是哪一类型的脑卒中   107

043 桂枝茯苓丸与葡萄胎   110

044 走马汤与急性胰腺炎   114

045 小建中汤与结核病   116

046 从乙型脑炎看白虎汤证   119

047 大黄甘遂汤与产后子宫积液   122

048 桃花汤与慢性菌痢   124

049 奔豚汤证，气上冲的动力来自哪里   125

050 当归生姜羊肉汤，一道人见人爱的药膳   127

051 理中丸证，"霍乱"的本质是什么   130

052 狐惑病是白塞病吗   133

053 大黄附子汤与胆绞痛   136

054 四逆散与肠易激综合征   138

055　茵陈蒿汤与病毒性肝炎　　　　　　　　　　　　*140*

056　"黄汗"真的是"水从汗孔入得之"吗　　　　　　*142*

057　桂枝加黄芪汤与糖尿病并发症　　　　　　　　　*145*

058　小半夏汤证，"哕"从何来　　　　　　　　　　　*147*

059　"心中懊侬"是什么感觉　　　　　　　　　　　　*149*

060　桂枝加龙骨牡蛎汤与神经衰弱　　　　　　　　　*152*

061　风引汤与乙脑恢复期　　　　　　　　　　　　　*154*

062　肾着病与腰椎间盘突出症　　　　　　　　　　　*156*

063　旋覆代赭汤与吞气症　　　　　　　　　　　　　*158*

064　大承气汤攻下的背景　　　　　　　　　　　　　*160*

065　猪膏发煎的秘密　　　　　　　　　　　　　　　*163*

066　"痛而闭"是什么状态　　　　　　　　　　　　　*166*

067　麻黄细辛附子汤与感染性休克　　　　　　　　　*167*

068　谁的"妊娠"会"呕吐不止"　　　　　　　　　　*170*

069　牡蛎泽泻散与营养不良性水肿　　　　　　　　　*171*

070　"少腹急结"是疾病在下腹部的反应　　　　　　　*172*

071　葵子茯苓散治的是哪种水肿　　　　　　　　　　*175*

072　茵陈五苓散证与急性肝炎　　　　　　　　　　　*177*

073　谁来做炙甘草汤证的代言人　　　　　　　　　　*179*

074　抵当汤证与重症感染　　　　　　　　　　　　　*182*

075　三物黄芩汤与产褥感染　　　　　　　　　　185

076　竹叶汤与产后破伤风　　　　　　　　　　　187

077　白塞病的眼部病变　　　　　　　　　　　　189

078　芎归胶艾汤证的出血特点　　　　　　　　　190

079　桂枝芍药知母汤与风湿热　　　　　　　　　192

080　当归贝母苦参丸与妊娠尿潴留　　　　　　　194

081　当归四逆汤与低温症　　　　　　　　　　　196

082　血痹病与代谢性疾病　　　　　　　　　　　198

083　泻心汤证与感染性出血　　　　　　　　　　200

084　麦门冬汤与哮喘发作　　　　　　　　　　　202

085　防己地黄汤与血管性痴呆　　　　　　　　　203

086　当归芍药散与先兆流产　　　　　　　　　　205

087　下瘀血汤与胎盘残留　　　　　　　　　　　206

088　吴茱萸汤与颅内压升高　　　　　　　　　　208

089　瓜蒌薤白白酒汤与急性心梗　　　　　　　　210

090　黄连阿胶汤与食管炎　　　　　　　　　　　212

091　葛根黄芩黄连汤与感染性腹泻　　　　　　　214

092　生姜泻心汤与消化不良　　　　　　　　　　216

093　通脉四逆汤证缘何"面色赤"　　　　　　　217

094　从咳嗽性晕厥看泽泻汤条文　　　　　　　　219

095　桂枝去桂加茯苓白术汤证的探讨　221

096　桂枝麻黄各半汤与荨麻疹　223

097　麻黄杏仁薏苡甘草汤与结缔组织病　225

098　茯苓四逆汤证与中度休克　227

099　这条讲的是外耳氏病吗　230

100　巫术的雪泥鸿爪　233

001 * 品味桂枝汤

关于桂枝汤的条文很多，其中第一次亮相的条文最为重要。请看《古本康平伤寒论》的条文：

> 太阳中风，脉阳浮而阴弱，啬啬恶寒，淅淅恶风，翕翕发热，鼻鸣干呕者，桂枝汤主之。

"阳浮者，热自发；阴弱者，汗自出"则是作为旁注出现，是后人的注解。

我们先看"鼻鸣"。《临床应用伤寒论解说》说："……森立之则说，是为打喷嚏。"森立之是汉方考证大家，今从其说。

那么，打喷嚏常见于哪些疾病呢？普通感冒、过敏性鼻炎、血管收缩性鼻炎等。然而，鼻炎通常没有全身的发热症状，因此，发热、打喷嚏应该考虑感冒。我们知道，许多传染病的前驱期表现也非常类似于感冒，因此，本条也可以出现在传染病的前驱期，并不限于感冒。

感冒发热明显时，通常伴有头痛及关节酸痛，但本条没有明示，可认为患者体温并不是很高。"啬啬恶寒"与"淅淅恶风"并列，并不是说二者在一个病人身上同时出现。病情重者，以恶寒为主；轻者，则表现为恶风。恶风也好，恶寒也罢，都见于体温上升期，出现高热的可能性不大。

是不是所有的感冒患者都可以使用桂枝汤呢？显然不是！这里还有两个限制条件，一是"脉阳浮而阴弱"，二是"干呕"。

"阳浮"，脉搏轻取为浮，为发热所致。发热时，外周小动脉扩张，体液趋于体表，皮肤松弛而桡动脉容易触及。"阴弱"，重按则虚弱。这又传达什么信息呢？很显然，提示血管内充盈不佳，血容量并不是非常充足。当然，也可能存在心功能不全者。由此，我们推测脉"阴弱"的背后是一群体质虚弱之人，诸如老年人、儿童以及患有其他慢性疾病者。

"干呕"，是恶心之意。通常，感冒涉及咽部可以出现反射性干呕，但这种情况并不多见。如果患者之前有慢性胃病，也会因感冒而出现恶心，提示患者存在消化道功能障碍之可能。这种病人通常饮食不佳，营养摄入较少而体质虚弱，脉"阴弱"的可能性也很大。

据此，我们大致分析出桂枝汤在感冒中适合的人群了——体质虚弱，常伴消化道疾病而饮食减少者。

第二条：太阳病，头痛发热、汗出恶风者，桂枝汤主之。

（13）

本条也是感冒症状，只是鼻部表现不明显，而以头痛为突出表现。此处的"汗出"不是大汗不止，而是容易出汗。此种类型的感冒可能在夏季比较多见。夏季天热，容易出汗，而且因为夏季穿衣较少，容易出现恶风。恶风则欲多穿衣，多穿衣则影响散热而发热。发热则汗出，汗出又减衣，减衣则恶风，如此循环。

此外，条文只言"太阳病"，没有说"中风"。如果此前是麻黄汤证，服用麻黄汤后，恶寒无汗变成了汗出恶风，但头痛与发热没有完全消除，此时，应该将麻黄汤换成桂枝汤。由此观之，本条似乎又是麻黄汤的善后方。

桂枝汤的服法及将息也值得玩味。我们从中大致得到以下结论：

①桂枝汤本身并没有明显的发汗作用，如果不借助热稀粥及温覆，很难实现发汗的目的。也就是说，整个桂枝汤的发汗"工程"由三个部分构成：热稀粥提供热量及水液，增加产热；温覆则是保暖以减少散热；桂枝汤除了补充水液及相关营养外，还能够以其辛辣促进发汗。

②桂枝汤可以频繁服用，其安全性很高。事实上，在《伤寒论》《金匮要略》中，关于桂枝汤的条文非常多，也说明其应用广泛，其安全性也足见一斑。

③桂枝汤证患者在病情方面的差别很大，有的服用一剂即可出汗，有的则需要服用二三剂。个中原因除了体质强弱之外，与

疾病谱也密切相关。服一剂即愈者，多为普通感冒，服多剂而愈者，也可能是其他传染病之初期。感冒中出现的桂枝汤证，桂枝汤发汗效果或许优于其他传染病之桂枝汤证。

④桂枝汤疗法的发汗不容易操控，也容易出现如水流漓的大汗。然而，这种情况是否一定如条文所言"病必不除"呢？未必！如果是传染病前驱期之桂枝汤证，即使发汗后，依然可以进一步发展，这种情况下的"病不除"，不能归咎于桂枝汤的大汗。

⑤服用热稀粥加上温覆也可以发汗，这是通过增加产热与减少散热以提高体温，当体温完成上升阶段，达到平台期，下一步便可进入下降期，下降期则汗出而热退。只不过没有桂枝汤参与，这个过程会很慢。既然用了桂枝汤，绝不仅仅是作为发汗的"加速器"，还应该有缓解疼痛及促进体力恢复等作用。

⑥热性病容易脱水而致病情加重，同时，在无法静脉补液的古代，消化道功能是治疗成败的关键环节。古人谓之"存津液"与"保胃气"，桂枝汤疗法便是这一观点的落实。

002 * 治疗流感的"阿司匹林"——麻黄汤

"伤寒"是一切外感病的总称。如果从现代传染病中推出一位"伤寒"的"代言人",那么,流感应该是最佳"人选"。

为什么这样说?一方面,流感发病率很高,易感人群普遍,有明显的季节性特点,是最为普遍的传染病;另一方面,流感除了呼吸道症状和全身症状之外,还涉及消化道、心脏等多个系统或器官,老人、儿童、孕妇、免疫功能下降者,以及有基础性疾病的患者更容易出现危重变化,从而引发诸多变证。

从流感的角度来看,麻黄汤类似于阿司匹林,起到解热镇痛的作用。

先看麻黄汤的条文:

太阳病,头痛,发热,身疼,腰痛,骨节疼痛,恶风,无汗而喘者,麻黄汤主之。(35)

本条共有 8 个症状,又被伤寒家们称为"麻黄八证"。我们不妨对照一下流感的临床表现,来分析这 8 个症状。

　　流感起病以全身症状明显，呼吸道症状并不突出，畏寒、发热、头痛、乏力、全身酸痛是其主要症状。体温可达 39℃ 及以上，持续 2 ～ 3 日后逐渐下降，鼻塞、流涕、咽痛、干咳等呼吸道症状明显，少数人还有消化道症状。通过比较，不难发现麻黄汤证与流感症状具有高度相似性。

　　条文中有"喘"，并非今日的支气管哮喘，应该理解为呼吸增快。体温每升高 1℃，呼吸增加 4 次 / 分，因此，呼吸加快达到"喘"的程度，说明体温非常高，应该处于高热（≥ 39.0℃）的程度。

　　麻黄汤证描述的有体温上升阶段的表现，如身疼、骨节疼痛、恶风；也有高热期的表现，恶寒消失，体温升高而呼吸加深加快，表现为"喘"。流感的体温升高属于骤升型，几小时内由上升期达到高热期，此期可以持续数天。因此，本条描述了流感从体温上升期到高热期的表现，展现了动态的病理过程。本条"疼"与"痛"连用，值得琢磨。"疼"，其义可能偏于浅表轻微，"痛"则病位深入、程度加重，因此，骨节不适亦是由轻加剧，随体温升高而递增。

　　体温上升期以产热为主，是通过肌肉做功（寒战）实现的。同时，皮肤血管收缩以减少散热。高热期，产热与散热在较高水平达到了平衡。此期寒战消失，皮肤由收缩转为扩张，表现为面色潮红及体表的灼热感，皮肤的充血为出汗提供了条件。麻黄促进汗腺分泌，桂枝也有一定的促进发汗作用。杏仁则是抑制过快的呼吸。甘草有多方面作用：一方面类肾上腺皮质激素的抗炎效果，让甘草发挥了不可忽视的作用；另一方面，将甘草作为矫味剂来看也未尝不可，缓解麻黄的不适口感及对胃黏膜的不良刺激。再加上温覆，很容易达到发汗目的。

在麻黄汤证中，"疼""痛"之症状占了一半，用麻黄汤发汗之后，发热与疼痛得以缓解，可知，麻黄汤类似于解热镇痛药之阿司匹林。

003 ✳ 大青龙汤与肺炎早期表现

　　太阳中风，脉浮紧，发热恶寒，身疼痛，不汗出而烦躁者，大青龙汤主之。若脉微弱，汗出恶风者，不可服之。服之则厥逆，筋惕肉瞤，此为逆也。（38）

　　根据条文可知，大青龙汤证由"太阳中风"演变而来。之前可能有脉浮缓、发热、汗出、恶风之桂枝汤证，桂枝汤证消除后，出现类似于太阳病伤寒的表现。不同的是，"伤寒"是一开始病情就重，除了表证还有里证，"中风"则是单纯的表证。很显然，大青龙汤证不是普通感冒，也不像流感；早期像普通感冒，但感冒症状消失后，病情却进一步发展。

　　从呼吸系统疾病来看，大青龙汤证颇似肺炎球菌性肺炎的早期表现，尚未出现咳嗽及气喘症状。本病起病急，中毒症状明显，多有上呼吸道感染的前驱表现，寒战、高热，全身肌肉酸痛，皮肤灼热而无汗；早期往往不咳嗽或轻咳；烦躁则是肺炎的精神症状。除此之外，还可以表现为嗜睡、昏迷等神志改变。

　　"若脉微弱，汗出恶风者，不可服之"，是说随着疾病的进一步发展，出现这种情况不能使用大青龙汤了，可知其所治之病变化复杂。脉微弱、汗出恶风极有可能是感染性休克的表现。感染性休克是肺炎球菌性肺炎的并发症，多发于严重败血症及毒血症患者，尤其见于老人。当患者出现休克时，也可以出现烦躁。

需要说明，大青龙汤证不限于肺炎。从烦躁的神志异常来看，流脑等中枢神经系统感染也可以出现大青龙汤证。不论是哪种情况，都是从前驱期向典型症状期移行阶段。这一阶段又是非常短暂的，古人捕捉到了，并用大青龙汤及时截断了病情的进展。

004 ＊ 透视发汗过多的两条变证

发汗是古时常用的退热方法，包括药物发汗、烧针发汗等。由于体质的强弱差异、疾病的轻重不同，加之发汗在程度上不容易把握，因此，在《伤寒论》里，发汗过度的情况屡见不鲜。良将用兵，不仅善于进攻，更善于断后，全身而退、完美撤出是良将必备的素质。良医亦然。观《伤寒论》可知，对于一些发汗导致的异常变证，或者说发汗的不良反应，古人都做了有效的补救。

先看桂枝甘草汤的条文：

发汗过多，其人叉手自冒心，心下悸，欲得按者，桂枝甘草汤主之。（64）

未持脉时，病人叉手自冒心，师因教试令咳而不咳者，此必两耳聋无闻也。所以然者，以重发汗，虚，故如此。（75）

第一条就是发汗过度引起心下悸，并使用桂枝甘草汤进行补救。第二条还出现两侧耳聋，在《皇汉医学》中也列为桂枝甘草汤的主治。

先讨论第一条。

发汗过多造成体液在短期内大量丢失，导致血容量相对不足，左心室的充盈可能会下降，从而引起心脏每分钟搏出量也减少。我们都熟悉下列这个公式：

$$心脏输出量 = 每分钟搏出量 \times 心率$$

为了维持心脏总的输出量保持稳定，在每分钟搏出量减少的情况下，人体通过神经调节来提高心率，从而出现心跳明显加速，患者表现为"心下悸"。此刻的心跳加快是体液不足时的代偿表现。

我们知道，古人发汗通常使用麻黄剂，比如麻黄汤及大青龙汤。麻黄促进代谢以增加产热，从而促进发汗。但麻黄含有麻黄碱，能够兴奋肾上腺素能受体，对心脏有正性肌力与正性频率作用。换言之，麻黄增加心肌收缩力及加快心跳次数。当心跳次数增加时，患者自然会感到明显心悸；当心肌收缩力明显增强时，患者也会出现剧烈心悸，通常会有一种心脏要从胸腔内跳出来的感觉。因此，这种情况下患者会被迫用双手按压胸部以图制止，这一动作完全是出自人体的本能。可知，麻黄是引发剧烈心悸的重要因素，尤其在大剂量使用的情况下，比如大青龙汤用六两麻黄。

"心下"位于上腹部，此处腹肌薄弱，因此腹主动脉跳动容易被感知与发现。"心下悸"是腹主动脉的剧烈搏动,应该是心脏剧烈搏动波及的结果。当然,麻黄也能兴奋血管运动中枢,"心下悸"是否也有麻黄参与的可能?这也是值得讨论的。

从上述的分析可以知道,第一条描述的是心脏及大动脉的异常兴奋、剧烈跳动,其中涉及血容量不足时的代偿机制,以及麻黄的心血管系统兴奋作用。然而,血容量不足可以随着增加饮食来纠正,麻黄的不良反应可以随着停药后药力被逐渐代谢而消失。如果是长时间的心悸及大动脉搏动亢进,那么,需要考虑交感神经兴奋性亢进。此刻,交感神经功能处于高度敏感状态,短期内不能恢复正常。

桂枝甘草汤仅用桂枝与甘草两味药。甘草有类肾上腺皮质激素样作用,可以引起水钠潴留。通俗地说,甘草属于"保水剂"。很显然,这一作用对发汗过多导致的血容量不足有治疗意义。有人认为《伤寒论》中的桂枝就是今天的肉桂。剧烈心跳及心动过速会导致心肌耗氧量增加,肉桂能够改善心肌血液供应,对于恢复心脏功能无疑是有帮助的。同时,肉桂含有桂皮醛等成分,对于中枢神经系统有镇静作用。当交感神经处于高度兴奋状态时,镇静中枢可能会降低其兴奋性。也就是说,肉桂的镇静作用在桂枝甘草汤整体功用中具有不可忽视的影响。那么,为什么不选用其他药物来镇静呢?或许,肉桂改善心肌供血的作用是其他镇静剂所不及的。

第二条描述了发汗过多导致双侧耳聋，这又该如何解读呢？

我们先来复习一下听觉的形成过程：外界声波→外耳道→鼓膜振动→听小骨→内耳（耳蜗内）纤毛细胞→形成神经冲动→听神经上传→最终到达听觉中枢（大脑皮层颞叶）

患者耳聋，说明上述某一环节出现障碍。那么，最有可能出问题的是哪一个环节呢？

我们知道，在脱水时，可能会导致听神经功能障碍，从而出现耳聋。但是，如果是听神经功能障碍，那么，其他脑神经会不会也同时出现功能障碍？应该也会！比如嗅神经。患者应该同时出现嗅觉障碍。条文没有说明，可以默认不存在。也就是说，脱水导致听神经功能障碍的可能性不大。

大量发汗→脱水→血液黏稠度↑→促进血栓形成→内耳血管血栓形成→听觉形成障碍，这种情况属于耳中风，也会出现耳聋。但是，双侧同时出现耳中风应该属于小概率事件，其发生的可能性不大。

我们不妨把眼光盯在纤毛细胞上。纤毛细胞位于内耳，又叫听觉感受器。大量出汗→血容量不足→纤毛细胞脱水→神经冲动形成障碍→出现耳聋，这一推测倒是符合实际的。另外，内耳淋巴液丢失也是一个因素。脱水→组织液被吸收入血→内耳淋巴液被过度吸收而减少。内耳淋巴液参与听觉形成。基于这种认识，双侧耳聋首先考虑听觉细胞脱水，其次不排除内耳淋巴液减少，二者都是可逆的。

005 ＊ 麻黄连轺赤小豆汤与急性肝坏死

伤寒，瘀热在里，身必发黄，麻黄连轺赤小豆汤主之。
（262）

这个条文很费解！

首先，麻黄连轺赤小豆汤用了连轺、赤小豆、生梓白皮这 3 味冷门药。这张方子很有可能是后世处方，用了张仲景当年极少使用的药。在《古本康平伤寒论》中，本条较其他条文低一格，应该属于准条文，如果不是后世添加的，那么所治定是非同寻常之病。其次，煎药用了潦水。潦，读"劳"音。《本经疏证》云："暴雨骤降，未归洼下，漫流地面者，名曰潦水。"潦水又分为行潦和积潦，流动的为行潦，停聚的为积潦。用雨水煎药，这也是另类。估计是看中雨水的流动性，以今日视角来看，可能雨水中氧含量要高一些吧。再次，方后云："煮取三升，分温三服，半日服尽。"在半日内把三升药服尽，说明病情很急。

"伤寒"为外感病，类似于今天的传染病。也就是说，本方所主的"身必发黄"应该是感染引起的黄疸。结合"半日服尽"来看，应该属于中医"急黄"的范畴，极有可能是病毒感染导致的暴发性肝炎，肝细胞大量坏死，处理胆红素能力迅速下降，导致黄疸明显。因此，"瘀热在里"应该属于急性肝坏死的病机表述。

再从用药来看，《太平圣惠方》赤小豆散治急黄身如金色：赤小豆一两，丁香一分，黍米一分，瓜蒂半分，熏陆香一钱，青布五寸（烧灰），麝香一钱（细研）。上药捣细罗为散，都研令匀。每服不计时候，以清粥饮调下一钱；若用少许吹鼻中，当下黄水。叶橘泉先生认为麻黄连轺赤小豆汤之连轺，是金丝桃科的小连翘（地耳草、田基黄）。田基黄主治湿热黄疸，很显然，比连翘更对证。《补缺肘后方》治伤寒及时气温病，头痛，壮热，脉大，始得一日：生梓木（削去黑皮，细切里白）一升，以水二升五合煎，去滓，一服八合，三服。这是梓白皮清热解毒的较好注释。至于麻黄治黄疸，《外台秘要》在麻黄醇酒汤条下引《古今方》云：伤寒热出表发黄疸，宜汗之则愈。是书载许仁则疗急黄病，方用麻黄、干葛、石膏、生姜、茵陈。方后要求覆被微取汗以散之。

对于麻黄治疗急黄来说，有几个方面值得探讨。其一，麻黄含有伪麻黄碱，有利尿作用。通过利尿促进胆红素的排泄，以减轻水肿。其二，胆红素可以刺激迷走神经，导致心动过缓。麻黄能够兴奋交感神经，对抗这种心律失常。其三，急黄发展下去，可能出现肝性脑病等变证，导致昏迷等中枢神经抑制表现。麻黄有中枢神经兴奋作用，是否有治疗作用？尚需进一步观察。

006 * 苓桂术甘汤证，掀起你的盖头来

　　茯苓桂枝白术甘草汤证曾让我耿耿于怀。事实上，它包含了两种病理状态。是哪两种呢？先卖个关子！

　　先看条文：

　　伤寒，若吐若下后，心下逆满，气上冲胸，起则头眩，脉沉紧，发汗则动经，身为振振摇者，茯苓桂枝白术甘草汤主之。（67）

　　容我细细剖之。

　　大塚敬节在《临床应用伤寒论解说》中说："中风为表邪的变化仍在于表，伤寒则为表邪的变化已扩进于里。"可知，"伤寒"不仅有表证，也有里证。既然有里证，就可以使用吐法与下法来治疗。此处为正常治疗，而非误治。

　　"若吐若下后"，"若"意为或者，"后"说明既往的症状经过吐下之后消失，目前的症状属于吐下之后所致。也就是说，"心下逆满"等表现是吐下带来的不良反应。茯苓桂枝白术甘草汤则

是作为这种不良反应的救误之方。

先来复习一下呕吐的生理机制。呕吐的整个过程分为呕吐前期和呕吐期两个阶段。

呕吐前期以恶心为主要症状，伴有交感神经兴奋的表现，如出冷汗、皮肤血管收缩、心跳加快、瞳孔散大。此阶段胃液分泌减少而唾液分泌增多，胃底部松弛，小肠逆蠕动将肠内容物回送到胃中为呕吐做准备。呕吐阶段则表现为声门及幽门关闭，膈肌下降以增加腹压，并松弛胃底部，随胃逆蠕动的产生而开放贲门。腹肌与膈肌同步强力收缩，压迫胃部导致胃内容物从食管喷出口外。此刻，声门开放而发出呕吐的声音。

吐法结束而呕吐消失，但相关的神经兴奋性并没有随之降低，小肠与胃的逆蠕动仍然存在，只是没有膈肌及腹肌的收缩，因此呕吐动作不能发生。因为蠕动从小肠向胃部传导，故表现为"心下逆满"。"逆"，是从下向上的意思。胃动力失调则影响胃排空，从而出现"满"的症状。逆蠕动的波动经过食管上传，达到胸部而表现为"气上冲胸"。"气"应该是胃逆向蠕动的力量，从力学角度来理解也是说得通的。

至于下法导致逆蠕动的机理，有可能是泻药导致肠管的功能失常。如使用含有蒽醌苷的刺激性泻药会导致肠管痉挛，在此基础上，容易出现肠管逆蠕动。

传统的观点认为本条有心下痰饮，依据是"心下满"的存在。不过，经过剧烈的呕吐，胃部不大可能有食物潴留；吐下之后，胃肠应该处于空虚状态。也有人认为"气上冲胸"是上腹部大动脉的搏动，这种搏动向胸部传导即为"冲胸"。但如果有腹主动脉的搏动亢进，条文通常描述为"心下悸"。"满"，往往与空腔脏器的功能障碍有关，因此，此处的"气上冲胸"与腹主动脉关系不大。

由此，我们得出第一个结论：苓桂术甘汤证含有肠管因吐下诱发而呈现逆蠕动的兴奋状态。

"起则头眩"是继发表现，应该是直立性低血压的症状。"起"，暗示患者处于卧床状态；"头眩"，是低血压引起脑供血不足所致。因为吐下导致体液减少，血容量不足是低血压的重要因素。当然，自主神经功能失调的因素也是不能排除的。

"脉沉紧"值得琢磨。恰如大黄附子汤条文的脉弦紧，是伴随胁下痛出现一样，"脉沉紧"最有可能是"起则头眩"的伴随表现，即处于直立状态下的脉象。患者因体位改变出现脑供血不足后，机体势必进行自身调节，短期内血容量不可能增加，只能通过增加心率及收缩血管来纠正。当血容量不足时，脉象呈现沉脉；血管收缩时，脉象表现为紧脉。患者站立时头晕，医生趁机对脉搏进行触诊，于是发现了"脉沉紧"。这种猜测并没有违反逻辑。也就是说，当患者处于平卧位时，可能触不到沉紧脉。是否如是，有待于临床观察。

　　由此，我们得出第二个结论：苓桂术甘汤证可以伴发直立性低血压。也就是说，苓桂术甘汤证＝肠管逆蠕动＋直立性低血压。

　　心下有痰饮，胸胁支满，目眩，苓桂术甘汤主之。（十二·十五）

　　按照原典的"痰饮"病定义，患者应该体质瘦弱，且肠蠕动亢进，能够听到明显的肠鸣音。实际上，这也是肠道功能异常的表现。横结肠位于胸胁部，"胸胁支满"极有可能是横结肠胀气的表现，推测是小肠蠕动过快，但结肠蠕动不及，气体被推到结肠而停滞。"目眩"是眼花、黑蒙、视物模糊，这是低血压导致眼底动脉供血不足所致。

　　同为肠功能紊乱，本条与上一条不同的是，没有出现上冲的逆蠕动。如果把两条合起来看，苓桂术甘汤证的实质应该是肠管剧烈蠕动，严重者伴有逆蠕动而冲胸，而头眩、目眩则是伴随的症状。

007 * 桔梗汤与肺脓肿

咳而胸满，振寒脉数，咽干不渴，时出浊唾腥臭，久久吐脓如米粥者，为肺痈，桔梗汤主之。（七·十二）

我们知道，肺脓肿分为吸入性、血源性及继发性三大类。本条描述的是急性吸入性肺脓肿的演变过程。口腔、鼻腔、咽喉部的细菌被吸入肺中导致肺脓肿。这些部位的感染通常表现为扁桃体炎、鼻窦炎及牙齿的化脓性疾病，其脓性分泌物经口咽→气管→支气管被吸入肺内。脓性分泌物刺激支气管黏膜导致咳嗽，同时也阻塞细支气管。病情进一步发展导致肺组织发生炎症，逐渐化脓、坏死形成脓肿。炎症可以向周围肺组织扩散，形成多个脓肿。脓肿内压力较大，可以出现胸满症状。

本病起病急剧，表现为畏寒、高热。条文的"振寒"即明显恶寒，结合"脉数"来看，应该有高热存在。"咽干"是咽部充血的表现，有可能是急性扁桃体炎的症状。当然，鼻窦炎的脓性分泌物经过咽部咽下时，也可以导致咽部出现炎症。"不渴"，一方面说明感染没有引起脱水，另一方面也是与白虎汤证等做鉴别诊断。"咳而胸满，振寒脉数，咽干不渴"这是脓成期的表现。

"时出浊唾腥臭"则是肺脓肿破溃的鲜明描述。脓肿破溃于支气管后，随脓液排出体温旋即下降。肺脓肿是多种细菌感染，其中以厌氧菌为主，其痰有腥臭味。"久久吐脓如米粥者"中"久久"说明病程较长，应该趋于慢性化。慢性化通常与支气管引流不畅有关。条文完整地描述了肺脓肿的发病过程。

有意思的是，条文用"米粥"来形容痰液的特征，这是非常到位的比喻！我们知道，古代稻谷脱壳的技术非常落后，那个时代通常使用舂米的方法得到糙米，有的糙米种皮内含有色素，煮粥可能呈绿色。肺脓肿痰液静置后分为三层，从上到下依次为泡沫、黏液及脓渣，类似于熬好的米粥。

桔梗含皂苷，经口服可刺激胃黏膜，反射性引起支气管分泌增加，使痰液变稀易于咳出。对于肺脓肿来说，脓液得以稀释而利于咳出。肺脓肿属于感染性疾病，为什么不使用抗生素样的清热解毒中药呢？事实上，本方证处于慢性阶段，全身的热证并不明显，没有必要使用寒凉药。治疗的重点就是排脓。充分排脓后，依靠时间来慢慢让脓肿愈合。在古代，医生不能手术，也只能采取这种姑息疗法了。

桔梗汤的排脓功用不仅用于肺脓肿，后世还用于支气管扩张症、化脓性支气管炎、咽部化脓等，使用的过程中需要注意大量排脓导致窒息，以及桔梗对胃黏膜的刺激。甘草有可能缓解桔梗的刺激作用。有严重胃病的患者需要谨慎使用本方。

008 * 皮水是什么病

皮水，其脉亦浮，外证跗肿，按之没指，不恶风，其腹如鼓，不渴，当发其汗。（十四·一）

"外证"是相对于腹部症状而言的。"跗"，足背，即脚面子。"按之没指"属于凹陷性水肿，多为低蛋白性水肿。"其腹如鼓"，这四个字的确用得传神！首先，不言腹满，可知此处不是腹部胀气。胀气之腹征多膨隆，甚者全腹呈球形。"鼓"，有两个含义：其一，鼓是上面平坦，周边外膨；其二，叩之呈鼓音。由此可知，"其腹如鼓"是大量腹水的体征。患者出现大量腹水时，平卧位则腹水下沉到腹腔两侧，两侧腹壁明显膨出。肠管飘在水液的上面，因为肠管没有积气，腹部呈现出一个平面。叩诊时，腹部同样呈现鼓音。在形状及声音两个方面都诠释了"鼓"的内涵。

条文先说"跗肿"，后言腹水，可知是先出现下肢水肿，后出现腹水。据此推测，这是肾脏疾病导致的重度水肿，其中，肾病综合征为低蛋白水肿，因此，最有可能是本病。肝腹水通常先有腹水后有四肢水肿，且有腹壁静脉曲张，同时多伴有呕血等，如此特征不可能被忽视，因此，本条不考虑肝腹水。

"不恶风"是重要的鉴别资料。其一，排除了风水。"风水"有恶风；而且，"风水"常面目肿大，以头面部水肿为主。"风水"类似于西医学的急性肾小球肾炎。可知，本条不考虑急性肾炎。

"其脉亦浮"的"亦"值得琢磨。这也是针对风水而言，是与风水比较之语。或问，水肿之症状还见于心衰。然本条之脉浮基本上可以排除心衰，以心衰之脉多为沉脉。

"不渴"，一方面提示患者没有脱水，经得起发汗治疗；另一方面提示胃肠道内没有水液潴留。因胃肠吸收功能障碍，水液潴留其间不得吸收入血，血液因之稠厚造成容量性口渴。换言之，患者胃肠道功能是正常的。

009 * "四肢聂聂动" 最有可能是什么症状

　　皮水为病，四肢肿，水气在皮肤中，四肢聂聂动者，防己茯苓汤主之。（一·二十三）

　　"皮水"是什么病？条文自证"水气在皮肤中"。"四肢肿"，可知水肿的范围较广泛，但没有涉及头面及躯干。"四肢聂聂动"是防己茯苓汤证的特征表现，值得深入探讨。"聂聂动"，《康熙字典》载："又〔集韵〕弋涉切，音叶。与㒸同。㒸㒸，动貌……由尺涉切，音谓（che）。木叶动貌。"木叶，即树叶。"木叶动貌"，即树叶摆动的样子。此处"动"的主体是"四肢"，属于肢体的运动，不限于某些肌群的颤动。那么，四肢摆动见于什么情况呢？从皮水来看，本条描述的应该是肾脏疾病，四肢的摆动考虑为神经系统症状。

　　问：什么样的肾脏疾病会出现神经系统症状？

　　答：慢性肾功能衰竭尿毒症期。

　　问：尿毒症的"四肢聂聂动"最有可能是什么症状？

　　答：扑翼样震颤。

问：扑翼样震颤见于哪些疾病？

答：扑翼样震颤见于肝豆状核变性、肝性脑病、尿毒症、肺性脑病等疾病。

又问：扑翼样震颤是什么表现？

答：这是一种不随意的肌肉跳动，表现震颤粗大，节律稍慢，对称性，累及上下肢。上肢远端可见姿势性震颤，双上肢平举或手指分开时明显；拇指呈快速旋转样震颤；肩关节和上肢上下摆动，如鸟展翅样；颜面及身体其他部位也可见震颤。震颤幅度及节律可以有变化，静止与睡眠中消失，激动时加重。患者平伸手指及腕关节时，腕关节突然屈曲，然后又迅速伸直，加上震颤多动，类似于鸟的翅膀在扇动。尿毒症的扑翼样震颤常伴有肌束震颤。

本方用茯苓六两，不仅利水，更是为了镇静。"聂聂动"在程度上甚于不得眠、悸、奔豚等症状，因此茯苓用量也甚于彼。

010 * 对宋版《伤寒论》29 条的探索

伤寒脉浮，自汗出，小便数，心烦，微恶寒，脚挛急，反与桂枝汤，欲攻其表，此误也，得之便厥。咽中干，烦躁吐逆者，作甘草干姜汤与之，以复其阳。若厥愈足温者，更作芍药甘草汤与之，其脚即伸。（29）

这一条令人费解！尤其是用桂枝汤之前是什么病？

从条文来看，1 个病名，即"伤寒"；6 个症状，即"脉浮，自汗出，小便数，心烦，微恶寒，脚挛急"。用什么病能够把这句话完整解释？我们尝试从流行性出血热的多尿期来分析。

本病有 5 期经过，发热期、低血压休克期、少尿期、多尿期及恢复期。需要说明，以上 5 期并非每一患者都有，轻型或非典型患者可缺少低血压期或少尿期，其中，也有分期不明显、几期重叠在一起的情况。

"伤寒"是外感病的统称，以之冠于句首，可知此病属于外感病或传染病之类。流行性出血热也是传染病，符合"伤寒"范畴。

"脉浮"提示血容量充足。"自汗出"是自主神经功能失调导致汗腺分泌增强。多尿期可以出现尿量增多，每日可达3000～6000mL，因为膀胱的容量基本固定，故尿量增多导致排尿次数增加。"小便数"符合这一阶段的特征。

尿液大量排出伴随着电解质的丢失，导致低钠血症。低钠血症可以出现神经精神症状及肌肉痛性痉挛。条文的"心烦"即属于神经精神症状，而"脚挛急"是腓肠肌痉挛，符合肌肉痛性痉挛的表现。

"微恶寒"是指身体的深部感到发冷，有可能与大量排尿有关。尿液是有温度的，大量排尿带走身体的热量，导致体温较前降低，加之出汗散热，也可以导致体温偏低。

患者原本就容易出汗，使用桂枝汤导致发汗太多，其结果是汗出带走热量，导致体温进一步下降，患者全身发冷，"得之便厥"所言即是。"咽中干"是脱水的表现，但因为伴有低钠而口渴不明显。"烦躁"是脱水造成的精神症状。"吐逆"，有可能是酸碱失衡导致的胃肠道症状。

甘草干姜汤中的甘草有类肾上腺皮质激素的保水作用，干姜则促进代谢，增加产热，同时，干姜还有制止呕吐的作用。

011 * 大黄甘草汤证，我懂你的"吐"

食已即吐者，大黄甘草汤主之。（十七·十九）

"已"，完毕之义；"即"，立刻的意思。"食已即吐"，刚吃完饭就很快吐出来了。此处为"吐"，未言"呕"。古人所说的"呕"为恶心之义，"吐"则不伴有恶心。"呕"与"吐"可以单独出现，但更多的是先恶心后吐。言"吐"不言"呕"，说明在吐之前无恶心动作。"食已即吐"四个字强调了吐与进食的时间关系。那么，这种情况见于何种疾病呢？

一般来说，胃肠道疾病引起的呕吐通常是伴有恶心的，因此，本条并不优先考虑这一方面。有一种呕吐叫神经官能性呕吐，表现为进食后立即吐出，恶心很轻或无恶心，吐出并不费力，吐后又可进食，不影响食欲及食量，长期反复发作，但营养状况无影响，这种呕吐非常符合条文的描述，二者之间具有极大的相似度。因此，可以认为"食已即吐者"应该是神经官能性呕吐的写照。

那么，大黄甘草汤又是如何治疗这种呕吐的呢？焦东海先生主编的《大黄研究》谈到高浓度的大黄对胃蠕动起到抑制作用。我们看看本方的组成：大黄四两，甘草一两，水三升，煮取一升，分温再服。可见，大黄的浓度很高，可知大黄甘草汤是通过抑制胃蠕动来止吐的。甘草又扮演什么角色呢？甘草味甘性缓，其甘味可以矫正大黄的苦味，减少对胃部的刺激，提高了患者服药的依从性；其性缓是否可以缓解大黄的代谢，延长大黄在胃中停留时间呢？值得进一步研究。

大黄为苦寒药，因此，有人认为用大黄甘草汤的患者应该有热象。对此，《北方医话》载王乃一先生的"大黄甘草汤治呕吐速效"一文颇有见地！王氏认为不必拘泥于便秘、脉数、苔黄等热象之有无，只要症状为"食入即吐"即可用本方。这个观点打破了以往医家使用大黄的固有成见。事实上，药物的使用也不应该存刻板印象。对于神经官能症的呕吐来说，未必具备上述热象。

后世还用大黄甘草汤治疗呃逆、贲门痉挛、便秘等病症，超出了《金匮要略》条文的范围，这些经验一样值得珍重。

012 * 郁者开之，聊聊半夏厚朴汤

妇人咽中如有炙脔，半夏厚朴汤主之。（二十二·五）

本条描述的是"梅核气"，应该是西医学的"癔球症"。"癔球症"又叫"咽部球状感"，其发病与精神因素有关。本病发生率较高，以绝经期女性多见。因此，《金匮要略》将其置于妇人杂病篇。

"梅核气"的位置较深，在咽底部环状软骨水平处，因此条文谓之"咽中"。"咽中"与"咽"在部位上有深浅之不同。本病表现为咽部有球状或团块状的主观感觉。"如有炙脔"中"炙"，《康熙字典》有"炕火曰炙"的解释；"脔"，是指切成小块的肉。"炙脔"，即烤肉块。"咽中如有炙脔"是说咽中像有烤肉块堵塞一样。显然，条文以形象比喻的方式描述了这种感觉。具体而言，这种感觉包括胀满、受压或阻塞感，患者经常做吞咽动作以缓解症状，但症状的轻重与吞咽无关，同时，局部没有肿块及食物附着，而且也没有咽部的疼痛。

诊断"癔球症"应该排除咽部器质性疾病，如慢性咽炎、胃

食管反流病、弥漫性食管痉挛、重症肌无力等。另外，古人受诊察手段的限制，对咽部微观表现认识不足，因此，条文缺乏细节性描述，今天的临床需要弥补这一短板。当咽部出现充血、水肿、滤泡、溃疡等局部病变时，需要考虑其他疾病。

本病的发生可能与咽肌或上食管括约肌紧张有关，半夏厚朴汤可能对这些肌肉有松弛作用。

另外，汉方医家把《金匮要略》水气病篇的这一段条文也视为半夏厚朴汤的主治。"问曰：病者苦水，面目身体四肢皆肿，小便不利。脉之，不言水，反言胸中痛，气上冲咽，状如炙肉。当微咳喘，审如师言……"从条文来看，水肿的范围相当广泛，可以视为全身性水肿。"小便不利"是水肿的继发表现，不能看作心脏及肾脏疾病的症状。"脉之，不言水"，值得斟酌！明明是全身性肿胀，但却"不言水"，有可能患者的水肿表现为非凹陷性，而古人印象中的水肿可能是指压后有痕迹。如果以此为特点，那么，本条的水肿可以排除心脏及肾脏疾病，心肾疾病的水肿都是凹陷性的。

"反言胸中痛，气上冲咽，状如炙肉"又传达什么信息呢？这应该是水肿累及呼吸道的表现。当气管及支气管黏膜出现水肿，可能表现为"胸中痛"，同时，还可以影响气道通气，表现为"气上冲咽"。"状如炙肉"则是咽喉水肿而通气受阻的表现。"当微咳喘"则是明显的呼吸道症状。我们知道，一般的心脏、肝脏、肾脏等疾病导致的水肿不会影响呼吸道通气，因此，本条的水肿考虑为变态反应性水肿较为合理。变态反应性水肿属于全身性水肿，可以波及呼吸道及胃肠道，从而引起相关的症状，而且，其表现为非凹陷性水肿，这些与条文的描述比较接近。

半夏厚朴汤可视为精神抑郁不安及焦虑者的镇静剂。合证的患者通常有精神层面的症状及躯体方面的不适。咽喉部症状较为突出，与咽部神经丰富、感觉灵敏有关。另外，胃肠等消化道症状也较多见，诸如呕吐、腹胀等。精神紧张非常容易引起心跳加快，这也是识证的要点。

013 * 葶苈大枣泻肺汤与急性肺水肿

　　支饮不得息，葶苈大枣泻肺汤主之。（十二·二十六）

　　"支饮"，古病名。《金匮要略》云："咳逆倚息不得卧，其形如肿，谓之支饮。"为了更好地理解条文，我们直接引用《桐山济生录》苏寿仁先生的一则医案，是治疗支饮气喘欲绝患者的："浙江矾山叶妪，患支饮，寝到夜半，忽自床中坐起，两手紧握床架，胸中憋闷，气喘欲绝，面唇指甲俱青。急延苏老往诊。以葶苈子一两，大枣十枚，清水煎数沸，去渣，一次服尽。药后少顷，喘平，诸症若失。"案中的"叶妪"患支饮，喘息于夜间发作，呈端坐呼吸，缺氧症状明显，应该属于急性左心衰肺水肿的表现。条文中的"不得息"就是不能平卧，应该是端坐呼吸的描述。"息"，是平卧休息，不是呼吸之意。由此可知，葶苈大枣泻肺汤类似于洋地黄，具有缓解左心衰、消除肺水肿的作用。

　　《金匮要略》还有两条关于葶苈大枣泻肺汤的条文，都是治疗"肺痈"的，但其症状与肺痈差距较大。

肺痈，喘不得卧，葶苈大枣泻肺汤主之。（七·十一）

肺痈以咳吐浊唾、吐脓如米粥为特征，此则以喘为主症，恐非肺痈。"喘不得卧"，是呼吸困难不能平卧，有可能是哮喘或心功能不全。

肺痈，胸满胀，一身面目浮肿，鼻塞，清涕出，不闻香臭酸辛，咳逆上气，喘鸣迫塞者，葶苈大枣泻肺汤主之。（七·二十一）

此条类似于支气管哮喘发作状态，同时伴有过敏性鼻炎及全身血管神经性水肿。"喘鸣"是可以闻及哮鸣音的喘息，侧重于支气管哮喘的诊断。由此看来，葶苈大枣泻肺汤似乎还有抗过敏作用。

014 * "出见有头足" 是对肠型的记载

心胸中大寒痛，呕不能饮食，腹中寒，上冲皮起，出见有头足，上下痛而不可触近，大建中汤主之。（十·十四）

本条所述当为肠梗阻之表现。

肠道发生梗阻时，梗阻近端的肠管饱满而隆起，其轮廓得以显现，称之为肠型。"上冲皮起，出见有头足"即是肠管隆起突出于腹壁的表现。"足"为管状，通常为小肠梗阻的形状；"头"为球形，结肠远端梗阻时，盲肠张大呈球形。因此，这是对肠型的描述。然而，肠梗阻的肠型并非见于所有的梗阻患者，腹壁菲薄及松弛的患者才容易见到。

"上下"应该是修饰肠型的。也就是说，肠型不是固定不变的，而是时隐时现的。"上"，则是肠型明显，腹痛加剧；"下"，则为肠型消散，腹痛相对减轻。"痛而不可触近"是肠绞痛的表现。由此可见，患者的肠梗阻应该是不完全性肠梗阻，也属于慢性肠梗阻。如果是完全性肠梗阻，通常需要进行手术治疗，这在古代属于不治之症。既然是不完全性肠梗阻，则使用药物可以缓解。"呕不能饮食"，这应该是肠梗阻早期的症状，肠梗阻患者几乎都有呕吐，早期为反射性呕吐，伴有胃内容物。条文把呕放在前面，提示先出现该症状，后出现肠型。

大建中汤用蜀椒，该药有麻醉作用，是方中止痛的主要力量。干姜则有止呕作用。人参则能够调整胃肠功能，促进患者饮食。饴糖则是营养品，能够提供人体热量。从患者的表现来看，大建中汤用药可谓面面俱到，因此，对于慢性衰弱者的机械性肠梗阻出现肠型时，大建中汤是的对之方。

后世使用大建中汤并不限于《金匮要略》的条文，也可以用于肠管蠕动处于弛缓的状态。根据大塚敬节先生的经验，在无腹痛时，本方以腹满、充满气体、腹部异常寒冷为使用指征，且并不限于腹壁菲薄。此刻，大建中汤发挥的作用应该是振奋肠管功能，激发肠蠕动，改善饮食状况。事实上，大建中汤的使用更重视整体的功能状态。

由此看来，大建中汤并非单一的止痛剂，蜀椒也不像芍药那样单纯缓解肠管痉挛，应该还有双向调节作用，此处腹痛的根本原因还是肠梗阻，蜀椒、干姜、人参改善肠管功能，促进肠管排气，对于不完全性肠梗阻来说，通常在肛门排气后腹痛得以缓解。

015 * 枳术汤与幽门梗阻

心下坚，大如盘，边如旋盘，水饮所作，枳术汤主之。（十四·三十一）

汤本求真认为枳术汤条文是肝脾二脏中之一种肿大连及心下的证治。我们觉得有些牵强。其一，"心下坚"如果是肝左叶肿大，形状也不应该似圆盘。至于脾脏肿大，轻度者不超过肋下2cm，哪里又像圆盘呢？中度肿大可以达到脐平，离"心下"较远；高度肿大则超过前正中线，属于"腹中"位置。其二，条文明示"水饮所作"，肝脾肿大并非水饮引起的，即使有水饮，也是肝脏疾病导致的。从因果关系来看，汤本求真的说法无法对应。

事实上，条文描述的包块性质应该是胃潴留。为什么这样说呢？我们看，胃的位置符合"心下"，形状也类似于圆盘。胃潴留是胃排空下降，液体充盈所致，符合"水饮所作"的本质。胃潴留可以出现上腹部振水音，这可能是判断"水饮所作"的依据所在。

值得一提的是"边如旋盘"。"边"指包块的边缘，"旋"有转动之意。很显然，此包块的边缘是动感地带。那又是什么呢？答案——胃的蠕动波！这也是用肝脾所不能解释的。

胃潴留时，可以见到自左向右的胃蠕动波，表现为从左肋缘下开始，缓慢向右侧推进，到达幽门区消失，这是胃蠕动加强使然。蠕动波通常提示胃出口梗阻，如果没有蠕动波，则提示胃张力缺乏。既然是胃出口梗阻，我们就有理由推测本条的胃潴留由幽门梗阻引起。

我们知道，幽门梗阻大多数由十二指肠溃疡引起。在溃疡活动期，溃疡周围组织充血、水肿，影响幽门的排空；同时，反射性引起幽门痉挛，这也是导致幽门梗阻的因素。这种幽门梗阻属于功能性梗阻，内科治疗有效。如果是溃疡愈合瘢痕形成所导致的幽门梗阻，则通常需要外科治疗。那么，本条的幽门梗阻应该是功能性的。

枳术汤仅有枳实、白术两味药，属于小方子。小方子功专力宏，大多用于急症、重症。胃蠕动波是胃动力加强的表现，顺应这一趋势，使用枳实以促进胃蠕动。枳实行气，古人谓有"推墙倒壁"之功。白术含有挥发油，能够减轻溃疡处水肿，缓解胃出口梗阻。二者通过不同途径以减轻胃潴留。古人认为枳实除痞，白术逐心下饮。两者一强动力，一减阻力，则水饮得以排入小肠，"大如盘"的胃型得以消失。如若认为是肝脾肿大，则包块短期内不大可能消失。

016 * 白头翁汤与急性菌痢

热利下重者，白头翁汤主之。(371)

"利"指下利，腹泻性疾病的统称，后世作"痢"。"热利"，从疾病的寒热性质来定性，古人认为利有热利及寒利之分。那么，"热利"又有哪些表现呢？《皇汉医学》说是"有内热而下利"；《古本康平伤寒论》云："下利脉数而渴者，令自愈。设不差，必清脓血，以有热故也。"由此可知，热利应该是伴有脉数、口渴的全身症状，以及大便呈脓血便。

"下重"，《皇汉医学》释为"里急后重"。里急后重是直肠受到刺激的表现，其人肛门有坠胀感，便意频繁出现，便意时迅速如厕，排出后拎起裤子又感便意，再次蹲下，通常是直肠炎症刺激神经末梢，诱发排便反射。

综上所述，白头翁汤证包括脉数、口渴的全身症状，以及脓血便、里急后重的消化道症状。从西医学来看，这些表现多见于细菌性痢疾。

细菌性痢疾是由痢疾杆菌感染引起的急性消化道传染病，表现为结肠黏膜化脓性溃疡性炎症。急性菌痢分为普通型、轻型及中毒型，轻型里急后重不明显；中毒型包括休克型、脑型及混合型，发病凶险，常危及生命，早期肠道症状很轻，甚至无腹痛及腹泻。因此，白头翁汤证应该见于普通型菌痢。

阿米巴原虫感染也会引起痢疾。阿米巴痢疾分为轻型、普通型及暴发型，轻型通常无临床症状；普通型起病缓慢，一般无发热，通常病变局限于盲肠、升结肠，里急后重不明显，间歇期大便基本正常。很显然，这两个类型不符合白头翁汤证。暴发型虽然起病急，也有高热、腹痛、腹泻黏液血便、里急后重，但有呕吐、失水，迅速发生恶化，甚至出现肠穿孔，病情危重的程度要甚于白头翁汤证。而且，该型发病少见，不是常见病。"热利"，应该是当时的多发病。据此，基本上不考虑阿米巴痢疾。

　　产后，下利虚极，白头翁加甘草阿胶汤主之。（二十一·十）

这是分娩后继发细菌性痢疾。"虚极"，可能是体质虚弱，陷入极度衰惫状态，推测可能存在产后大出血。加甘草，缓解急迫症状；甘草主少气，其人当有乏力等。《别录》云阿胶主"虚劳羸瘦"；另外，阿胶也主下利，并有止血之功。总之，加甘草、阿胶是为了照顾虚弱的体质。如果换一个角度来看，本条有可能是慢性菌痢。急性菌痢在营养不良等情况下可以转为慢性，分娩大失血或许是重要原因。条文没有说热利，因此，症状不会过于剧烈，"虚极"的体质也不可能对疾病做出过激的抵抗。就此而言，白头翁加甘草阿胶汤证在病势上要弱于白头翁汤证。

　　既然其主治急性菌痢，提示白头翁汤应该有抗生素样作用，后世将其用于急性膀胱炎、结膜炎、黄带等感染性疾病，扩大了本方的使用范围。

017 * 小青龙汤条文，解开或然证之谜

伤寒表不解，心下有水气，干呕发热而咳，或渴，或利，或噎，或小便不利，少腹满，或喘者，小青龙汤主之。（40）

我曾经认为小青龙汤证见于慢性支气管炎（简称慢支）急性发作期，但慢支不能完整解释条文所有症状，尤其是或然证。纵观小青龙汤证条文，绝不是一般的普通疾病，因为症状涉及多个功能系统，其病一定是大病、久病。基于此，推测本条描述的疾病极有可能是肺源性心脏病（简称肺心病）伴有心衰。

我们知道，对于肺心病而言，心衰最为常见的原因是上呼吸道感染（简称上感），因为上感而诱发，这也符合传统观念外邪引发内饮的理论。条文的"伤寒表不解"即是上呼吸道感染之类的外感病，"发热而咳"应该是上呼吸道感染的症状。

右心衰可以导致胃肠道瘀血，引起食欲不振、恶心呕吐，这样，"干呕"也找到了原因。胃部瘀血导致胃蠕动缓慢，可能有胃液潴留，这是"心下有水气"的答案吗？恐非如此！表达胃液

潴留的经方术语应该是心下痰饮才是！痰饮≠水气。我们知道右心衰可以出现水肿，严重者并不限于下肢，还会蔓延到腹壁，当水肿蔓延到高位腹壁，也就是"心下"的位置，这难道不就是"心下有水气"吗？也就是说，"心下有水气"是高位腹壁水肿的表现，不是病机术语，而是实实在在可见可及的阳性体征！

再看或然证。

"或渴"，因为胃肠道瘀血而饮食减少，患者存在脱水，脱水达到一定程度，可以表现为口渴。

"或利"，这是肠道瘀血导致的吸收不良表现，严重者还可以出现蛋白丢失性肠病，主要表现为腹泻和明显的低蛋白血症。

"或噎"，我们知道，食管行走在心脏的后面。当肺心病心脏肥大时，对食管造成一定的压迫，影响食物的通行，从而表现为噎膈，这并非食管炎之类的食管本身疾病。

"或小便不利，少腹满"，这两个症状合在一起出现，乍看似乎是尿潴留的表现。右心衰可以导致肾脏瘀血，尿液生成减少，从而"小便不利"，而小便减少的情况下出现尿潴留，概率并不大。肺心病心衰严重者可以出现腹水，心衰时通常采取半卧位或坐位，腹水因重力而流向下腹部，表现为下腹部膨满，这样理解"少腹满"似乎较尿潴留更为贴切。但这两个症状一直连在一起，则真的不能排除尿潴留，尤其是使用麻黄时，其抗胆碱作用容易导致尿潴留，特别是男性前列腺肥大的患者更容易发生。

"或喘"，这是心衰缺氧导致的呼吸困难，而非支气管哮喘。

总之，或然证是小青龙汤条文的解读难点，从肺心病合并心衰的角度来看，可以顺畅地给予解释。

018 ＊ 木防己汤证,"心下痞坚"及"面色
　　　黧黑"探源

　　膈间支饮,其人喘满,心下痞坚,面色黧黑,其脉沉紧,得之数十日,医吐下之不愈,木防己汤主之。虚者即愈,实者三日复发。复与不愈者,宜木防己汤去石膏加茯苓芒硝汤主之。(十二·二十三)

　　"膈间"可以理解为胸中。"支饮",《金匮要略》云:"咳逆倚息,短气不得卧,其形如肿,谓之支饮。"可知,"支饮"类似于肺心病心衰之类。"其人喘满","喘"是呼吸急促;"满"指胸部胀满,当有桶状胸等肺气肿体征。当然,重度心衰时,可以出现胸水,也会导致胸满,如果存在胸水则更有助于理解"膈间支饮"。

　　"心下痞坚",通常被认为是右心衰导致的肝脏肿大。右心衰早期肝脏即可肿大,剑突下明显,对局部造成压迫而表现为"痞"。当然,如果把"痞"理解为包块,似乎更合适。正常情况下,肝脏不容易触及,肿大的肝脏能够触及,即为包块。但早期

肝脏质地较软，尚未达到"坚"的程度；病程较长，出现心源性肝硬化时，肝脏的质地才较硬。因此，"痞坚"应该是病程长久，肝脏处于明显瘀血阶段。事实上，条文的"得之数十日"也支持这一点。

"面色黧黑"是木防己汤证的重要特征。"黧黑"，为黑中带黄的颜色。我们知道，长期右心衰的患者因为缺氧，大多数存在皮肤发绀，表现为面部青紫，但与黧黑在颜色上还是有差别的。因此，除了发绀，还需要从色素沉着来考虑。有观点认为，肺心病是以心肺病变为基础的多脏器受损的疾病，在重症患者中，可以出现肾上腺皮质功能减退所致的面颊色素沉着，这可能是"面色黧黑"的较好解释。

也许有人认为"面色黧黑"是"二尖瓣面容"。"二尖瓣面容"一般多见于二尖瓣狭窄，其心衰多为左心衰。另外，二尖瓣疾病常常伴有房颤，在脉象方面有结代脉，条文应该有所提示。总之，这一观点在思路上有些远了。

"其脉沉紧"："沉"，是脉位趋于里；"紧"，是绷急有力之表现。《皇汉医学》说其重于脉之硬度，因血管壁之变性，或因心脏驱血之易而生，近于强脉。其实，"脉沉紧"是外周小动脉收缩的表现。右心衰时，可以引起神经激素的变化，如激活肾素－血管紧张素－醛固酮系统，血管升压素分泌增加等，这些改变无非是人体通过代偿来调节心血管功能罢了，但这些激素却对外周小动脉造成明显影响。外周小动脉的收缩一方面保障重要器官的供血，另一方面也加重了心脏的后负荷。桡动脉的收缩表现为"其脉沉紧"，因患者血容量并没有减少，故小动脉收缩还达不到细脉的程度。

"医吐下之不愈"，"吐下"法是古老的攻击疗法。患者表现为充实状态，"实则虚之"，用吐下来令其脱水，也是有道理的。但毕竟病情严重，吐下只能一过性减轻心脏的前负荷，所起的作用实在有限。那么，使用木防己汤又是起到什么作用呢？推测可能是扩张动脉血管以减轻后负荷，桂枝有扩血管作用。石膏通常用于热性病发热明显时，在此到底扮演什么角色？令人费解！

"虚者即愈，实者三日复发"，此处的"虚实"可能是针对"心下痞坚"而言的。用了木防己汤之后，虽然其他症状缓解，但如果"心下痞坚"变软，硬度减轻，提示心衰缓解；如果"心下痞坚"仍然坚实，则其他症状还会复发。"去石膏加茯苓芒硝"后，方剂的利尿力度加大了，治疗的方向发生了重大转变。

019 ＊ 产后腹痛为哪般

产后腹痛，烦满不得卧，枳实芍药散主之。（二十一·四）

"产后"，不仅仅是胎儿娩出，还应该是包括胎盘娩出，如此才能称为产后。当胎盘娩出后，子宫底开始下降，子宫体积也开始缩小，大约在产后 10 天降入盆腔内。届时，子宫由分娩后的1000g 恢复到孕前的 60g 左右，这个过程称为子宫复旧，整个过程需要 6 ～ 8 周。

在子宫复旧的过程中，子宫平滑肌不断收缩，由此引发腹痛，多于产后 1 ～ 2 日出现，表现为小腹阵阵作痛，程度较轻，持续时间为 1 周左右。这是一种正常的生理现象，通常不必治疗。但如果伴有感染，则疼痛可能会比较剧烈，而且，不同个体对疼痛的耐受程度有异，有时需要进行积极干预。由此可知，"产后腹痛"应该是子宫复旧时的疼痛。

"烦满不得卧"则是腹痛之外的另一个症状。"烦满"极有可能是肠蠕动缓慢，导致肠腔胀气明显。这是因为分娩过程中体力消耗，产后活动减少，导致肠蠕动缓慢。另外，胎儿娩出后腹腔内空间增大，原本受压的肠管得以舒张，为肠管扩张提供了有利条件。产后腹肌松弛，腹壁收缩力下降，排便乏力而导致便秘，由此加重腹满。

"烦满"还有可能是因为尿潴留。分娩后，肾脏解除了压迫，泌尿功能有所增加，妊娠晚期潴留在体内的水分得以顺利排泄，从源头上增加了尿量。而膀胱也和肾脏一样，于分娩后解除了被压迫的状态，结果是膀胱得以充盈膨胀。但分娩同时造成了会阴部损伤，导致排尿疼痛，产妇因此而畏惧排尿，加之腹肌乏力，排尿动作受限，由此导致尿潴留。

"不得卧"是修饰"烦满"程度的，是一种侧面描写，大塚敬节解释为"不得仰卧"，或有不妥！古人的"卧"不一定都是睡在床上，也可能是俯卧在几上。当一个人腹部膨满时，处于俯卧位要比仰卧更加困难。肾气丸治疗妇人转胞的条文有"烦热不得卧"，本条是"烦满不得卧"；转胞条文还有"不得溺"，本条似乎也有这种可能；彼条为"而反倚息"，是背靠着其他物体休息，这个体位似乎也适合本条。

既有产后宫缩痛，又有肠胀气或尿潴留，治疗方面自然要二者兼顾了。因此，用芍药抑制子宫平滑肌收缩以缓解腹痛，用枳实促进肠蠕动以缓解肠胀气。

叶橘泉先生认为枳实是后世的枸橘。《中国药植图鉴》说枸橘"发汗，健胃，祛痰，利尿"，其"利尿"作用是否为解除尿潴留呢？《上海常用中草药》说枸橘"利气，健胃，通便。治胃部胀满，消化不良，便秘，子宫脱垂，乳房结核"，既然治"子宫脱垂"，说明此物有收缩子宫作用。或许，在针对子宫收缩方面，枳实与芍药起到相辅相成的作用吧！至于用麦粥送服，一方面避免汤剂的饮水过多而加重尿潴留，另一方面，似乎也有恢复体力的意味。麦粥含有麸质，粗纤维更有利于通便以预防便秘，从这一点来看，患者胃肠功能障碍应该是情理之中的事。

　　值得注意的是，枳实芍药散的方后云"主痈脓"，可否认为患者还有生殖系统感染存在呢？如果有，应该伴有发热及带下增多等症状，条文没有明示，因此，生殖系感染的可能性不大。另外，枳实为什么要烧黑呢？也可能与其发汗有关，产后容易出汗，需要避免这一点吧？！发汗通常是枸橘的挥发油作用，烧黑后，挥发油自然也少了许多，由此减少了发汗之弊。同样是用枳实作散，排脓散为什么不烧黑，可能是无惧发汗吧？！当然，这些只是基于临床的合理推测，还有待于高明者指正了！

020 * 肾气丸证的五张"面孔"

《金匮要略》关于肾气丸共 5 个条文（其中包括八味丸）。它们展示了肾气丸的多种用途。

虚劳腰痛，少腹拘急，小便不利者，八味肾气丸主之。（六·十七）

"虚劳"是慢性劳损性疾病的总称，如结核病，明确界定了肾气丸使用的人群——慢性消耗性疾病。在古代，结核病应该是虚劳的重要类型，因此，本条要高度考虑结核病。

"腰痛"则是一个笼统模糊的概念，涉及骨骼、肌肉、肾脏等不同组织或器官。那么，本条属于哪一种情况呢？暂且悬置。

"少腹"即下腹部，是膀胱及子宫、附件所在。子宫及附件为女性特有，膀胱则无性别差异，因此，"少腹"理解为膀胱的代名词比较合适。"拘急"指腹直肌紧张。"少腹拘急"指耻骨联合上方腹直肌紧张。"小便不利"指小便量少及排便不畅，支持泌尿系统感染。把"少腹拘急"与"小便不利"结合起来看，患者极有可能存在膀胱炎。再回头看"腰痛"，有膀胱感染存在时，"腰痛"还是定位在肾脏较为合适。

当肾脏与膀胱同时出现感染时，又要高度考虑结核病，由此推导出本条应该是肾结核。

肾结核是全身结核病的一部分，一般由肺部结核病灶经血行播散所致，通常在肺部感染多年后才发病。因此，当肺结核症状明显后，患者体质虚弱出现"虚劳"状态，在此基础上出现肾结核。当出现肾积水、脓肾，或者结核病灶波及肾周围组织时，可以出现腰痛，腰痛的性质多为局部酸胀。含有脓尿及结核杆菌的尿液顺流而下，波及膀胱引起膀胱结核，表现为尿频、尿急、尿痛。"少腹拘急""小便不利"恰是膀胱结核的真实写照。

夫短气有微饮，当从小便去之，苓桂术甘汤主之，肾气丸亦主之。（十二·十六）

"短气"是呼吸短促，难以接续，可以视为呼吸困难。"微饮"之"微"，有潜在、幽深之意，不作"轻微"理解；"微饮"是身体内部有水饮停留。"当从小便去之"，即利尿。短气是呼吸困难，主要见于呼吸及循环系统疾病。利小便则症状缓解，推测应该属于心衰，也就是说，短气是心衰导致的呼吸困难。汤剂多用于急症，因此，苓桂术甘汤可能用于急性心衰；丸剂多用于慢性病，因此，肾气丸可能用于慢性心衰。

我们不妨看一下李铎的一则医案。

上舍车恭以翁，年逾六十，久病气喘不得卧，面浮足肿，小便不利。金匮肾气汤主之。熟地，云苓，怀山，萸肉，丹皮，泽泻，怀牛膝，车前，附子，肉桂。照方服三十剂。服至十剂，喘定能卧，肿消十六，水道通利。恭翁来寓称谢，欲转手求速效。予谓：此等久病，得如是，效验可云速矣！嘱其将原方服满三十剂，不但肿消喘止，精神并可爽健。后果然矣。(《医案偶存》卷八)

案中的"恭翁"应该属于慢性心衰。"气喘不得卧"，是肾气汤证的主症；"面浮足肿"则可以作为条文的方证补充。

男子消渴，小便反多，以饮一斗，小便一斗，肾气丸主之。(十三·四)

"消渴"，古病名。消，通痟，渴病之意。以口渴为主要表现的疾病。消渴通常理解为糖尿病的古病名。"小便反多"指尿量多，提示血糖升高明显。血糖↑→尿糖↑→尿液渗透压↑→肾小管对水的重新收↓→尿量↑→脱水→口渴→饮水↑。"以饮一斗，小便一斗"，按照相关考证换算，1斗=10L=2000mL，指1天的饮水量与尿量。糖尿病1日尿量常在2～3或以上，不是"饮一斗"导致"小便一斗",而是"小便一斗"导致"饮一斗"。

白虎加人参汤也用于糖尿病,与肾气丸在方证上需要做鉴别（表1）。

表1　白虎汤加人参汤证与肾气丸证

白虎汤加人参汤证	肾气丸证
整体上代谢亢进	代谢不亢进
出汗多	无多汗
无多尿	尿多、次频
脉洪大	脉沉
精神好,有热象	容易疲劳倦怠
多见于糖尿病早期	病程较久者
症状单一	常伴其他症状

问曰:妇人病,饮食如故,烦热不得卧,而反倚息者,何也? 师曰:此名转胞,不得溺也。以胞系了戾,故致此病。但利小便则愈,宜肾气丸主之。（二十二·十九）

"妇人病",本条出自妇人杂病篇,因此,其病与妊娠、产后无关。"饮食如故",胃肠功能无障碍,非消化道疾病。"烦热不得卧",烦热有可能是手足心有发热感。"卧",会意字,本义为人伏在几案上休息,眼睛呈竖立形。"臣",竖立的眼睛;"卜",为"人"的书写变异。卧是歪着头伏在几上休息,寝是躺在床上休息。"而反倚息者","倚息"是背靠着物体休息，姿势与"卧"恰恰相反。"转胞"，古病名，不详。胞，应该指子宫。"胞系了戾"，"胞系"是固定子宫的装置，指子宫韧带；"了戾"是松弛之意。"胞系了戾"可能是子宫韧带松弛。"不得溺"是排尿不畅，小便难解。

"转胞"的主症是"不得溺"，应该是尿潴留的症状。重度尿潴留时，膀胱高度充盈，患者不能屈身俯卧，只能倚息，因此，"转胞"与尿潴留有关。"不得溺"不是一点小便都尿不出，而是存在溢出性尿失禁，排尿量很小，但呈持续性滴漏，致使漏出的总量较大。

如果"胞系了戾"是子宫韧带松弛，则"转胞"应该是子宫脱垂。当出现重度子宫脱垂时，可以压迫尿道影响排尿，可能出现尿潴留。古代妇女生育较多，出现子宫脱垂的情况应该较为常见。尿潴留不是完全排不出小便，因此不言尿闭。尿潴留进展缓慢时，可以没有腹痛的感觉，仅仅表现为腹胀。

崔氏八味丸，治脚气上入，少腹不仁。（五·十九）

"脚气"，古病名，类似于西医学的维生素 B_1 缺乏症。"上入"，疾病由足部向躯干部发展。"少腹不仁"，即下腹部皮肤知觉下降，感觉迟钝。脚气分为干脚气与湿脚气，干脚气以神经系统受损为主，湿脚气以水肿及心脏受损为主，可知，肾气丸所主当为干脚气。

神经系统受损表现为上升性、对称性感觉，运动及反射功能障碍，起于远端，下肢多见。因此，条文所述的"脚气上入"应该是神经系统的损害从下肢的远端向上发展，出现了腹部皮肤感觉减退，可知，肾气丸所治已经不是脚气病的早期了。脚气病早期可出现双脚烧灼感，类似于"烦热"。本条使用八味丸治疗脚气，提示八味丸有可能起到营养神经的作用。

综上所述，肾气丸多用于慢性病，具有广泛的治疗作用，其中，以心肺疾病、泌尿生殖系统疾病、糖尿病、内分泌及神经系统疾病较为多见。不过，使用肾气丸的患者胃肠功能不能太差。

021 ＊ 麻黄杏仁石膏甘草汤与大叶性肺炎

发汗后，不可更行桂枝汤。汗出而喘，无大热者，可与麻黄杏仁甘草石膏汤。（63）

"发汗后，不可更行桂枝汤"，"更"，读 gèng，去声，"行"为动词，则"更"为副词，有"再""又"之意。"不可更行"暗示此前服用桂枝汤发汗。桂枝汤方后服法示人汗出后停用桂枝汤，可知，"不可更行桂枝汤"属于多余的话，或者是后人注文混入其间。康治本《伤寒论》云："发汗后，汗出而喘，无大热者，麻黄甘草杏仁石膏汤主之。"条文更为简洁，今从之。

如果是单纯的表证，发汗后，热退表解，汗止病愈。"汗出而喘"，说明不是单纯表证，疾病还在进一步向里发展。事实上，许多传染病初期都有感冒样症状，被当成感冒对待，在其他症状没有出现之前，临床很难鉴别清楚。

本条所述极有可能是细菌性肺炎。依据是什么？

其一，细菌性肺炎常因受寒、劳累而诱发，1/3 患者病前有上呼吸道感染史，完全有可能被当作太阳病而使用发汗法治疗。

其二，本病起病急，多有高热。"汗出"是体内代谢亢进的表现。肺炎导致人体换气功能下降，出现呼吸表浅急促，表现为"喘"。影响呼吸功能的炎症一定是波及大面积肺组织，因此，大叶性肺炎的可能性最大。发热伴有汗出，导致体表温度并不明显升高，因此，条文说"无大热"。"大热"是指体表之热。

麻黄杏仁石膏甘草汤用石膏清热，以甘草抗炎。麻黄是平喘吗？这里不是哮喘，不需要扩张支气管；此喘也不关支气管因素，是肺组织充血水肿阻碍换气所致。因此，麻黄应用起到减轻肺部充血的作用。然而，麻黄兴奋呼吸中枢，而杏仁则抑制呼吸中枢，可对抗麻黄之弊。可知，麻黄杏仁甘草石膏汤主治肺部炎症导致呼吸困难者，后世用于治疗支气管哮喘、鼻窦炎、遗尿、结膜炎、痔疮等。

022 * 越婢加半夏汤条文探讨

咳而上气，此为肺胀，其人喘，目如脱状，脉浮大者，越婢加半夏汤主之。（七·十三）

"咳而上气，此为肺胀"，"咳"为咳嗽，"上气"又是什么症状？范行准先生的《中国病史新义》说"哮喘，古时可能也混在上气病中"。因此，肺胀极有可能是今天所说的支气管哮喘。顾名思义，"肺胀"是肺部胀满，支气管哮喘可以导致胸廓出现整体或局部的膨隆饱满。哮喘的早期也可以表现为咳嗽，随着病情的发展而出现喘息。"上气"应该是气急，伴有哮鸣音的呼气相延长。

条文先定义"肺胀"病名。"其人喘"是患有肺胀的患者呼吸明显加快，"喘"为呼吸急促，是呼吸频率增快，病情较此前的"咳而上气"明显加重。此期多伴有"三凹征"，这是气道严重痉挛导致通气障碍，患者出现缺氧的表现。

"目如脱状"是条文解读的难点，从字面来看，是眼球向外突出的表现。患者因缺氧而张口呼吸，眼裂被动开大，眼球暴露较多，加之缺氧导致球结膜水肿等，显得眼球要掉下来似的。生活的经验告诉我们，嘴巴张得越大，眼睛瞪得也越大。因此，"目如脱状"是呼吸困难的侧面描述，通过该症状来佐证病情的严重程度。

"脉浮大"又该如何理解呢？我们知道，呼吸衰竭（简称呼衰）是哮喘的并发症之一，一般为Ⅱ型呼衰，严重发作时则为Ⅰ型呼衰。Ⅰ型呼衰仅有缺氧，Ⅱ型呼衰则伴有二氧化碳潴留导致的高碳酸血症。缺氧导致心率加快与心搏出量增加，血压上升；二氧化碳潴留导致外周浅表静脉充盈，皮肤红润，温暖多汗，心搏出量增多而致脉搏洪大有力；皮肤红润、温暖，则表皮松弛，脉搏趋于表位而呈现浮脉。合而观之，脉为"浮大"。可见，"脉浮大"是呼吸衰竭时循环系统的表现，与缺氧、二氧化碳潴留密切相关。

又该如何理解方中的一些用药呢？很显然，麻黄解除支气管痉挛，缓解通气障碍。二氧化碳潴留出现皮肤红润、温暖多汗以及脉大时，通常又被认为是热证，于是，古人又使用石膏来清热。二氧化碳潴留可以出现精神兴奋症状，如失眠、烦躁，且麻黄也有中枢兴奋作用，此刻，又有使用镇静剂的必要，因此，加半夏以镇静。半夏有镇静作用，比如《内经》的半夏秫米汤治疗失眠。

023 * 厚朴生姜半夏甘草人参汤治麻痹性肠梗阻

发汗后，腹胀满者，厚朴生姜半夏甘草人参汤主之。（66）

发汗是古代常用的攻击疗法，一般多用麻黄剂，或者使用烧针等。发汗可以导致脱水及电解质紊乱，在极大量出汗时可以出现低钾血症。当出现低钾血症时，胃肠道平滑肌蠕动障碍，出现气胀、便秘，严重时可出现麻痹性肠梗阻。"腹胀满"，腹胀，应该是腹部膨隆；腹满，则是患者主观感到的腹部充实闷塞。因此，本条所述应该是气胀乃至麻痹性肠梗阻，是全腹膨隆胀满。在肠梗阻时，肠道膨胀可引起反射性呕吐，因此，使用半夏、生姜来镇呕。

可知，厚朴生姜半夏甘草人参汤主治发汗后导致的肠胀气，具有调整胃肠功能、促进肠道蠕动的作用，后世用于腹泻、腹膜炎引起的肠胀气。

024 ＊ 半夏泻心汤与急性单纯性胃炎

《古本康平伤寒论》云：

太阳病，发汗而复下之后，心下满硬痛者为结胸；但满而不痛者为痞，半夏泻心汤主之。

本条描述的应该是急性单纯性胃炎。本病可由理化因素及生物因素引起，理化因素包括酒精、咖啡、冷饮、热食、调料、药物等，这些因素导致胃黏膜充血、水肿、出血、糜烂等病理改变，患者可以出现上腹部饱胀、食欲下降、恶心、呕吐、嗳气等。

从条文来看，半夏泻心汤由汗下所致。发汗多用麻黄，麻黄对胃黏膜有刺激；下法也会选用巴豆等药物，巴豆可以刺激胃黏膜充血。很显然，这是药物性胃炎。当然，不排除患者既往有慢性胃炎，因为汗下而加重。

"但满而不痛者为痞"，这是对"痞"的定义。痞，是心下满的专有名词，说的就是上腹部饱胀，有的患者诉说心口窝就像堵着一块大石头，塞得紧紧的。这个症状与胃蠕动障碍有关。

　　呕而肠鸣，心下痞者，半夏泻心汤主之。（十七·十二）

　　此条多了"呕"与"肠鸣"两个症状。此处的"呕"与"心下痞"一样，都是胃病的症状；"肠鸣"是肠蠕动亢进的表现。出现"心下痞"时，患者食欲下降，纳食减少，但其人通常没有饥饿感，因为肠道没有食糜，呈现空虚状态而蠕动加快，也就是说，胃蠕动慢而肠蠕动快是半夏泻心汤证的特点。

025 ＊ 小结胸病，肺炎的肺外表现

小结胸病，正在心下，按之则痛，脉浮滑者，小陷胸汤主之。（138）

小结胸病是相对于大陷胸汤所主的结胸病而言的。单就"小"来说，其范围不及结胸病广。"正"，有仅仅、只的意思。"心下"，泛指上腹部。"正在心下"，说明"小结胸病"仅限于上腹部。"按之则痛"为局部压痛。据此，我们看看小结胸病见于下列哪种疾病呢？

（1）胃、十二指肠、胰腺等消化系统疾病。

（2）局限性腹膜炎。

（3）肺炎的肺外表现。

（4）心肌梗死上腹痛。

我们进一步分析。

假设是消化系统疾病，通常伴有心下痞、嗳气、恶心、呕吐。条文没有提到这些症状，因此，暂时不考虑这方面。

假设是局限性腹膜炎，可否成立呢？如果是腹膜炎，除了压

痛，通常还有腹肌坚硬，表述为心下"按之石硬"，那是大陷胸汤的主治。大陷胸汤与小陷胸汤在用药上悬殊较大，因此，小陷胸汤证不大可能是局限性腹膜炎。

再看肺炎的肺外表现。肺炎因为部位的不同，可以出现其他肺外表现。如果是下叶肺炎，炎症刺激膈胸膜，疼痛可放射到上腹部，当呼吸系统症状不明显时，容易误诊为急腹症。本条应该是呼吸系统症状不明显。再结合"脉浮滑"来看。脉浮，提示外周血管扩张；脉滑，提示血容量充足。合起来看，提示患者代谢亢进。白虎汤证的脉象也是"浮滑"，提示有内热。急性肺炎有发热，代谢亢进时可以出现这种脉象。胃炎等消化道疾病，通常不会影响心脏搏出量，其脉象的变化不大。急性腹膜炎表现为大陷胸汤证时，脉象通常表现为"沉而紧"。

至于心肌梗死，通常伴有心悸、胸闷、汗出等心肌缺血的症状。而且，心肌梗死多有心肌收缩乏力，脉搏会减弱。

基于上述分析，可知小结胸病应该是肺炎的肺外表现。此条与大陷胸汤条文排在一起，也是为了做鉴别诊断。当然，如果出现呼吸急促、发热、咳嗽、胸痛、痰黏难咳时，则是明显的小陷胸汤证了。小陷胸汤后世用于治疗支气管炎、肋间神经痛、胃酸过多症、急性乳腺炎等，虽然超出了条文的范围，但仍要关注脉象的特征。

026 * 一条离奇古怪的条文

青龙汤下已，多唾口燥，寸脉沉，尺脉微，手足厥逆，气从小腹上冲胸咽，手足痹，其面翕热如醉状，因复下流阴股，小便难，时复冒者，与茯苓桂枝五味甘草汤，治其气冲。（十二·三十六）

这是一条离奇古怪、令人费解的条文。

"青龙汤下已"之后的条文其症状繁杂，很难用某一具体的疾病来解释。因为是发生在服用小青龙汤之后，可以认为是小青龙汤的不良反应。小青龙汤含有麻黄，麻黄含有麻黄碱，大剂量使用或长期使用容易导致麻黄碱中毒。因此，我们认为这一段条文描述的是麻黄碱中毒的表现。

麻黄碱中毒的表现有口干，类似于条文的"口燥"。至于"多唾"，《说文》云："唾，口液也。"此处理解为稠厚的痰液，而理解为唾液恐不当。如果唾液多，通常不会出现"口燥"。小青龙汤证为浆液腺分泌亢进，痰液清稀。麻黄碱是交感神经兴奋药，导致黏液腺分泌亢进，表现为稠厚的痰液较多。

麻黄碱兴奋 β1 受体，导致心脏收缩力增强，中毒时可以出现心悸；心脏收缩力增强导致心搏出量增加，大动脉可能也会出现搏动亢进，"气从小腹上冲胸咽"可能是腹主动脉异常搏动所致。腹主动脉是主动脉的远端部分，其异常搏动可以向近端传导，从小腹部到胸部及咽部，如此长的距离，用其他器官功能失常恐难解释。

麻黄碱能够兴奋 α 受体，导致外周血管收缩。条文中的"寸脉沉，尺脉微，手足厥逆"是末梢血液循环不良的表现，这有可能是外周小动脉强烈收缩的结果。末梢循环不良会不会是心衰的表现呢？因为麻黄碱使心肌收缩力增强，有强心作用，所以，不考虑存在心衰。

麻黄碱中毒还会引起其他症状。出现肌肉麻木时，表现为条文的"手足痹"，当然，末梢循环不良有可能是其重要原因。还可以引起颜面潮红、出汗，条文的"其面翕热如醉状"与之符合。麻黄碱收缩后尿道，可以引起排尿困难，"因复下流阴股，小便难"即是写照。如果是男性患者，伴有前列腺增生症时，使用麻黄更容易出现排尿困难。麻黄碱导致血压升高，表现为头痛、头晕等脑部充血症状，"时复冒"应该属于这一类。另外，患者还可以出现瞳孔散大，影响视物而导致目眩。

为了更直观地说明，我们把麻黄碱中毒症状与条文所述进行比较（表2）：

表 2 　麻黄碱中毒表现与《金匮要略》条文所述症状

麻黄碱中毒表现	条文所述症状
口干	口燥
小动脉收缩	寸脉沉，尺脉微，手足厥逆
大动脉搏动亢进	气从小腹上冲胸咽
肌肉麻木	手足痹
颜面潮红、出汗	其面翕热如醉状
收缩尿道引起排尿困难	小便难
血压升高，脑充血	时复冒

　　通过对比，我们不难发现，二者吻合度相当高。不过，需要指出，由于中毒轻重的不同、中毒时间的长短有别、患者耐受性强弱不等，加之伴有基础性疾病的差异，这些症状未必同时在一个人身上出现，条文是服用小青龙汤后出现不适的集中记载。

　　在慢性咳喘疾病中，因为缺氧及诸多器官功能储备不足，很容易出现麻黄碱中毒的表现，尤其在大剂量或长期使用过程中，更容易中毒。然而，古人对麻黄碱中毒认识不足，将其归为"气上冲"范围。当症状不能用具体疾病来解释时，需要跳出疾病的层面，从药物不良反应的角度来看待，可能会有豁然开朗的感觉。

027 * 您还在为"下利"与"下血"纠结吗

问曰：妇人年五十，所病下利数十日不止，暮即发热，少腹里急，腹满，手掌烦热，唇口干燥，何也？师曰：此病属带下。何以故？曾经半产，瘀血在少腹不去。何以知之？其证唇口干燥，故知之。当以温经汤主之。（二十二·九）

条文明确指出病"下利"，但有注家却认为应该是"下血"。那么，到底哪一个更符合病情呢？

先看"下血"的支持证据有哪些？妇人年五十，好发功能性子宫出血及子宫肌瘤的出血，从年龄上讲，的确要考虑这些疾病。"曾经半产，瘀血在少腹不去"也容易导致出血。可见，"下血"派的观点也不是没有道理。但问题来了！如果是下血，应该是子宫出血，如果是子宫出血，方后之言似乎成了蛇足。方后云："亦主妇人少腹寒，久不受胎，兼取崩中去血，或月水来过多，乃至期不来。""崩中去血"难道不是"下血"吗？这在古书的写作上应该属于硬伤。再者，如果是"下血"，能够完整解释"暮即发热"等条文吗？笔者还没有找到有关思路。

我们不妨换个角度来看，本条出现在妇人杂病篇，不一定就是妇科病。半夏厚朴汤、甘麦大枣汤等条文讲的是妇科病吗？不是！那么，凭什么温经汤的条文一定是妇科病？就是因为"妇人年五十"吗？因此，我们需要跳出妇科病的束缚来看。如果不是妇科病，那么，又可能是什么病呢？

在我看来，结核性腹膜炎是比较合适的答案。

"暮即发热"，结核病常出现午后低热，午后低热持续不退，在傍晚时刻症状比较明显。"少腹里急"，是下腹部疼痛，多数腹膜炎患者出现不同程度的腹痛，多为钝痛或隐痛。"腹满"，多数患者有腹胀感，可能是结核中毒症状，或伴有肠功能紊乱。如果出现中等腹水时，也可以表现为腹胀。"手掌烦热"，应该是结核病中毒症状，与发热有关，类似于后人所说的"五心烦热"。

除此之外，结核性腹膜炎是慢性消耗性疾病，患者还可以出现营养不良表现，如贫血、消瘦、水肿、口角炎、维生素缺乏等。"唇口干燥"，有可能是口角炎，由 B 族维生素缺乏引起。口角炎可以表现为口角潮红、起疱、糜烂、脱屑、口唇及口角皮肤黏膜干裂，这难道不是"唇口干燥"的最佳解释吗？

部分患者可以出现腹泻，尤其伴有肠功能紊乱时，也可以出现便秘，或腹泻与便秘交替出现。当出现长期腹泻时，难道不是"病下利数十日不止"吗？结核性腹膜炎还可以导致育龄妇女月经减少，或停经不孕，表现为"至期不来""久不受胎"，何来

"下血"之说呢？敢问所下之血何处来？后世的确有医家将本方用于妇人下血，但这些属于温经汤的其他用法，与结核性腹膜炎无关。

另外，本病可以在下腹部触及包块。"曾经半产，瘀血在少腹不去"，限于认知水平，古人将结核性腹膜炎的包块误认为是流产导致的。其实，古代的医疗及预防条件很差，传染病很多，结核性腹膜炎也应该属于常见病。我们知道，结核性腹膜炎发病的年龄多数在 40 岁以下，以中青年居多，等到患者 50 岁左右，症状已经很明显了，而不是 50 岁才发病。在古代，"人生七十古来稀"，50 岁应该属于高龄了，因此，这个年龄段才能出现比较典型的表现。

读到这里，您还会相信"下血"的说法吗？

028 * 猪肤汤与烟酸缺乏症

少阴病，下利、咽痛、胸满、心烦者，猪肤汤主之。（310）

我们单看条文很难知道是什么病，不妨看看猪肤汤吧！猪肤汤用猪肤、白米粉及白蜜，三者都是食物，据此，推测条文描述的疾病极有可能是营养不良性疾病。

在营养不良性疾病中，有一种疾病叫烟酸缺乏症，又叫尼克酸缺乏症，是烟酸类维生素缺乏所致。其发病与烟酸、烟酰胺、色氨酸的摄入减少、吸收及代谢障碍有关。临床以舌炎、肠炎、皮炎、周围神经炎及精神异常为主要表现。本病可见于慢性消耗性疾病。营养不良也好，消耗性疾病也罢，都可以导致体质虚弱及精神不佳，因此表现为"少阴病"。

患者可因肠黏膜萎缩及肠炎而出现腹泻，大便呈水液或糊状，量多而臭，甚至出现血便；若病变位于直肠处可出现里急后重。这些表现与条文的"下利"相吻合。通常，我们会陷入定式思维，认为"下利"是感染性腹泻。诚然，《伤寒论》描述的是感染性疾病，但其中的腹泻也有非感染类型。

本病还可以出现舌炎、口腔黏膜溃疡，咽部及食管均可红肿，出现上皮脱落，甚至浅表溃疡。如果溃疡出现在咽部，则表现为"咽痛"；如果出现进食或下咽困难，也会感到胸痛或胸满。食管位于胸部中间，"胸满"的表现可以是食管的症状，不该一根筋认定是心脏与肺的症状。

患者可以出现烦躁、焦虑、抑郁、健忘、注意力不集中、睡眠不安，严重者出现精神错乱等症状，条文的"心烦"即属于本病的神经精神症状。本病严重者可以出现精神分裂、幻觉、意识模糊、谵妄等，从"心烦"来看，还没有发展到那个地步。

烟酸主要存在于肝脏、瘦肉、鱼等食物中。古代的生产力低下，劳动人民更是膳食单一，难免出现营养不良；饥荒、战乱、瘟疫等因素更是屡见不鲜，严重影响社会生产力的发展。汉代著名文学家曹操笔下的"白骨露于野，千里无鸡鸣"就是真实的写照。猪肤汤用猪肤、白米粉及白蜜，这三种东西也绝非百姓人家寻常之物，我们需要"置身"于当年的场景中来理解条文。

猪肤通常被认为是猪皮，但《康熙字典》云："又豕（shi）肉为膚（肤的古字）。""豕"即猪。可知，猪肤即猪肉，而且，极有可能是带皮的猪肉。该方用一斗水煮一斤猪肉，煮取五升，"去滓"。"去滓"应该是把猪皮等难以煮化之物去除。猪肉含有蛋白质、脂肪、烟酸及矿物质等。其营养远胜于猪皮，古人应该不会弃肉取皮。

炒香的米粉成分为淀粉，进入体内分解为多糖，多糖进一步分解为单糖。虽然我国水稻种植历史久远，但也局限于长江流域等水源充沛地区，对于北方来说，并非易得之货。

白蜜可能是蜂蜜中白色的结晶，为葡萄糖结晶所致。葡萄糖为单糖，可被人体直接吸收。虽然东汉时期出现了人工养蜂，但蜂蜜也只是上层社会的享用品。白米粉与白蜜的本质均为碳水化合物，主要补充人体能量，减少肌肉的分解。

《伤寒论》记载以外感病为主，因此，我们解读条文时容易局限于此，当遇到不能用外感病来解释的条文，应该果断放弃这一思路。

一首自南宋以来流传的民歌唱道："月儿弯弯照九州，几家欢乐几家愁；几家夫妇同罗帐，几家飘零在外头。"鲁迅先生的《灯下漫笔》写道："但茅檐下也有淡饭，路旁也有残羹，野上也有饿莩；有吃烧烤身价不资的阔人，也有饿得垂死的每斤八文的孩子。"当我们换一种场景，置身于这种时代背景下来解读经方条文时，我们还有理由拒绝认为文中所指是营养不良性疾病吗？

029 ＊ 大黄硝石汤与重型肝炎

黄疸腹满，小便不利而赤，自汗出，此为表和里实，当下之，宜大黄硝石汤。（十五·十九）

大黄硝石汤最终煎取一升，而且顿服，其用量之大足见一斑。根据经方的用药体例，顿服者多用于急症，据此推测本方也应该用于急症、重症。那么，结合黄疸来看，本条描述的应该是重型肝炎的表现。

"腹满"，当为腹水的症状。重型肝炎导致大量肝细胞坏死，肝脏合成功能下降，白蛋白合成不足，出现低蛋白血症；肝脏对醛固酮的灭活功能下降，引起血中醛固酮升高，导致水钠潴留；还有对利钠素的灭活也下降。这些因素是腹水产生的病理基础。

"小便不利而赤"则是肝肾综合征的表现。肝肾综合征是重型肝炎的并发症。重型肝炎出现腹水时，有效循环血容量不足，引发交感－肾上腺髓质系统功能兴奋，导致肾小球入球小动脉收缩，从而出现肾小球滤过率下降，诱发肾功能衰竭，由此出现小便量少，同时颜色加深。尿中胆红素因尿中水分含量减少而浓度增加，表现为色赤。肝脏有合成凝血因子的功能，重型肝炎时，这一功能下降，其人有出血的倾向，尿赤，也有可能是肾脏出血的血尿。

至于"自汗出"，有可能与儿茶酚胺升高有关。有效循环血量不足，可以反射性引起肾素的合成与分泌增多，血液中儿茶酚胺升高，出现心动过速及汗出增多等表现。只是条文将"自汗出"理解为"表和"。在我看来，"此为表和里实"很有可能是后人的注释之语，在宋人印刷时，将这六个字混入正文。事实上，将"自汗出"理解为内热比"表和"更合适。

重型肝炎的病死率很高，这种情况在古人眼中通常是死证。对于死证，一般是不会给出方药的，既然给出了大黄硝石汤，说明还是有较好预后的。行文至此，我有些怀疑自己的观点了。但如果不是重型肝炎，又该是什么疾病呢？读者朋友们，您能够谈谈自己的观点吗？

030 * "水鸡声"传达的信息

咳而上气，喉中水鸡声，射干麻黄汤主之。（七·七）

从条文可知，"喉中水鸡声"是射干麻黄汤证的特征性表现，但"水鸡声"只是一个形象比喻，我们需要探讨其背后的意义，如此才能指导射干麻黄汤的临床应用。

"水鸡声"是什么声音？必须先知道"水鸡"是什么。关于水鸡的说法有三种：

第一种说法是田鸡，也就是青蛙。我们知道，青蛙的叫声是"呱、呱"，声音很响亮。问题是，谁见过呼吸系统疾病出现"呱呱"的声音？因此，从叫声来看，"青蛙说"不靠谱！

第二种说法是儿童玩具。有学者认为"水鸡"是古代南阳地区的一种儿童玩具——水鸡口哨。这是一种陶制的工艺品，做工简单，内部中空，外形像鸡，可以装水，故谓之"水鸡"，空吹时为笛音，加水后则呈"咕噜咕噜"，这个倒是有些接近临床。问题是，这种玩具的发明最早可以追溯到何时？张仲景那个时代是否已经出现？

　　第三种说法是水禽。刘世恩、毛绍芳两位先生曾专为水鸡撰文——"仲景笔下水鸡真"（《中国中医药报》，2011 年 8 月 8 日），文章认为：水鸡，汉时学名庸渠，如《汉书·司马相如传》记载"烦鹜庸渠"。唐代颜师古注："庸渠，即今之水鸡也。"水鸡形如家鸡，个头略小，嘴尖，足掌与足趾比家鸡粗壮，腿长，因其长期居于水泽之地，因此民间称其为水鸡，归水禽一类。

　　文章还说，几年前，为考证水鸡叫声，作者曾询访南阳当地在白河岸边居住或曾逮住过水鸡的老乡。据他们讲，水鸡的叫声就像尚不能"打鸣"的家鸡一样，发出的是稍尖细一点的"咕咕"或"喔喔"声。这种声音正像哮喘患者从喉间发出的声音。

　　这应该是最为靠谱的考证！

　　按照他们的观点，"水鸡声"应该是哮喘患者喉中发出的异常声音。我们知道，典型的支气管哮喘临床表现大致是这样的，发作前有打喷嚏、流鼻涕、咳嗽、胸闷等先兆症状，进一步加重可出现呼吸困难，干咳或咳出大量白色泡沫样痰，在发作将停止时，常咳出较多稀薄痰液，此后气促减轻，症状逐渐缓解。"水鸡声"应该见于分泌物较多的阶段，当患者体力衰惫，无力咳出痰液时，可能发出这种声音。

031 * 从十二指肠溃疡看"心悬痛"

心中痞，诸逆，心悬痛，桂枝生姜枳实汤主之。（九·八）

本条的"心"不是今天的心脏，心≠心脏！心脏是个器官，"心"在经方条文里有时表示部位，其部位意义要大于器官意义。那么，"心"在何处？大致相当于剑突附近的部位。

"心悬痛"是本条解读的难点。

"悬"，有吊挂之意，也有空虚、匮乏之意。"心悬痛"＝心吊挂性疼痛？难以理解！如果"心悬痛"＝心空虚时疼痛，这个倒是可以讲得通。让我们一起寻找证据，来证明"悬"＝空虚。

《灵枢·经脉》云："饥不欲食，面如漆柴，咳唾则有血，喝喝而喘……心如悬若饥状……善恐，心惕惕如人将捕之……口热，舌干咽肿，上气，嗌干及痛，烦心心痛……脊股内后廉痛，痿厥，嗜卧，足下热而痛。"蔡文姬所著的《胡笳十八拍》第十四拍云："身归国兮儿莫之随，心悬悬兮长如饥。"我们由此得到一个词——"心悬若饥"，其意思是心里空空的就像饥饿一样。

据此，我们把"心悬痛"理解为上腹部饥饿时疼痛。饥饿时人体处于空腹状态，此时的上腹部疼痛以十二指肠溃疡最为多见，剑突下规律性腹痛，表现为饥饿→腹痛→进食→缓解。"心中痞"应该是十二指肠蠕动障碍，导致上腹部饱胀。

那么，十二指肠溃疡腹痛的机理又是什么？正常情况下，胃排空大约 4 小时，进食后 1 ～ 2 小时胃内的胃酸与食糜搅拌在一起，降低了胃内容物的酸度，这些胃内容物排入十二指肠时，对十二指肠溃疡面的刺激较小，腹痛不明显。空腹时，胃中仅有胃酸存在，此刻，哪怕只有少量的胃酸进入十二指肠也会造成强烈的刺激，腹痛明显。再次进食后，胃中酸性降低，对溃疡面刺激减轻，腹痛缓解。这也许就是"心悬痛"的秘密吧！

经方所用桂枝实际是上肉桂。《名医别录》云桂主"心痛"，动物实验提示肉桂有抗溃疡作用，可以抑制胃液分泌，增加局部血流量。生姜辛辣，可能刺激溃疡部位充血，促进溃疡愈合。枳实则促进十二指肠蠕动，缓解"痞"的症状。

032 * 葛根汤证，我看到你破伤风的样子

太阳病，项背强几几，无汗恶风，葛根汤主之。（31）

太阳病，无汗而小便反少，气上冲胸，口噤不得语，欲作刚痉，葛根汤主之。（二·十一）

这两条描述的是破伤风的表现。

破伤风的症状分为两组，一是神经肌肉接头阻断的表现，二是自主神经失调的表现。前者主要表现为肌强直与肌痉挛，后者表现为心动过速、心律不齐、周围血管收缩、大汗及发热。破伤风早期可以出现全身不适、头痛、颈部疼痛、咀嚼不便等症状，并有发热，类似于感冒，表现为"太阳病"。

先看第一条。"项背强几几"，"项背"部是沿着脊柱纵行的部位；"强"是指肌肉强直。项背部向后伸展，应该角弓反张的状态。角弓反张表现为颈部及脊背肌肉强直，导致头向后仰及胸腹前凸、背部过伸，整个身体呈弓形。从"项"与"背"两个部位来看，角弓反张应该是最合适的解释。单纯的感冒可能会引起颈部肌肉紧张，但很少涉及背部肌肉。

角弓反张见于破伤风及小儿脑膜炎，但脑膜炎通常还有呕吐、头痛、皮肤瘀斑及神志改变，而破伤风除了重症之外，神志都是清楚的，因此，本条脑膜炎的可能性不大。

"几几"，是作为副词来修饰"项背强"的。如果把"几几"理解为叠词，也未尝不可。如桂枝汤条文的"淅淅""啬啬""翕翕"，这些词生动形象，给人以强烈的带入感。角弓反张使得整个躯干呈弓形，再看看"几"的字形，非常类似于古代的弓，因此，"几几"极有可能是借用来形容角弓反张的身体姿势。

"无汗、恶风"，应该是早期的症状，患者还没有出现自主神经失调的表现。

再看第二条。"无汗而小便反少"，患者一开始没有出现自主神经失调的表现，因此，可以表现为无汗。"小便反少"该如何理解呢？一方面"口噤不得语"限制了饮食，导致水液摄入不足；另一方面，破伤风可以出现膀胱括约肌痉挛，进一步导致尿潴留，从而使小便排出减少。

"气上冲胸"，胸腔的下方是腹腔，从"上冲"来看，"气"的动力无疑来自腹腔。我们知道，破伤风可以引起全身肌群痉挛，包括腹直肌痉挛。"气上冲胸"是腹肌强烈收缩，挤压胃肠等腹腔内脏器，导致膈肌上抬，冲击胸腔。所谓的"气"，应该是腹压增加的感觉。

"口噤不得语"，《说文解字》："噤，口闭也。"此处的口闭是被动的，不是自觉的。很明显，口闭不能说话是咬肌强直所致，体现为张口困难与牙关紧闭，从而影响开口说话。"欲作刚痉"，《金匮要略》云："太阳病，发热，无汗，反恶寒者，名曰刚痉。太阳病，发热，汗出，不恶寒者，名曰柔痉。""痉病"不仅有口噤，还有角弓反张。本条还没有发展到角弓反张的程度，因此说"欲作刚痉"。综上所述，本条描绘的是破伤风早期，刚刚出现牙关紧闭，还没有出现角弓反张的表现。

033 * 五苓散证，敢问"渴"从何处来

关于五苓散的条文非常多，但绝大多数涉及"渴"，不同的是，在渴的程度上有所区别，有"消渴""烦渴""渴欲饮水""渴而口燥烦""欲饮水"等。可以说，"渴"是构成五苓散证的核心证素。因此，对"渴"的探讨成为研究五苓散证的关键抓手。

五苓散证的"渴"与外感热病有关。

假令瘦人，脐下有悸，吐涎沫而癫眩，此水也，五苓散主之。（十二·三十）

这一条不是外感病，也没有"渴"。一方面热性病代谢亢进，对体液的消耗较大，容易导致口渴；另一方面，热性病尤其是传染病的前驱期表现类似于上呼吸道感染，通常采用发汗来治疗。从条文来看，涉及发汗或汗出者颇多，发汗容易导致脱水及电解质紊乱，从而引起口渴。我们不妨从发汗角度进一步探讨。

我们知道，大量发汗或汗出从皮肤丢失过多体液，如果不能

及时补充，将导致人体水液失衡，出现血容量不足，人体需要尽快启动调节机制来重新平衡之。这些重要环节包括口渴中枢、抗利尿激素和肾脏。血容量不足时，通过刺激颈动脉窦与主动脉弓的压力感受器来影响口渴中枢，引发患者饮水自救。当血容量减少达到10%时，诱发抗利尿激素分泌，抗利尿激素刺激肾脏的受体，导致大量水分被肾小管重新收，尿液得以浓缩，这一表现即条文所言的"小便不利"。需要说明的是，人体水液平衡过程是复杂的，其调节机制不限于这一点，还有神经及渗透压等因素参与其中，此处仅从血容量角度来说明。

人体的水液平衡机制并非万能的。一旦失水进一步加重，超出机体所能代偿的极限，则病情的发展将急转直下，很快进入休克状态。从五苓散条文的"脉浮"来看，患者的循环状态不是太差。再者，重度失水出现神志障碍，精神萎靡，患者不可能有渴而索水的欲望。因此，五苓散证的失水并非重度，其血容量也不会太低。

讨论了五苓散证的状态，下一步还需要探讨五苓散在失水的治疗中扮演什么角色。

太阳病，发汗后，大汗出，胃中干，烦躁不得眠，欲得饮水者，少少与饮之，令胃气和则愈。若脉浮，小便不利，微热，消渴者，五苓散主之。（71）

由此可知，古人治疗失水唯一的补水方式就是口服。但并非所有的口服补水都能顺利进行，最大的障碍是受制于消化道吸收功能，其间可能出现呕吐、腹泻，乃至心下痞等，影响了水液的摄入与吸收。因此，五苓散便有了救场的机会，使得口服补液得以重新启动。也就是说，五苓散的使命在于清除口服补水的相关障碍。

"若脉浮，小便不利，微热，消渴者，五苓散主之"是承接"太阳病，发汗后，大汗出，胃中干"的，患者也"少少与饮之"，但仍旧小便不利，提示血容量仍然没有补足。"消渴"，大塚敬节先生认为是口渴而频繁饮水，但反而尿量很少。显然，水液并没有吸收到血液中被利用。那么，水又到哪里去了呢？应该潴留在胃肠腔内，没有被及时吸收，也没有吐出及泻出，"水痞"就是表现之一。由此，使用五苓散的目的水落石出，就是促进胃肠内的水液吸收入血。当然，这里还有电解质紊乱的因素，我们不再进行过于深入的探讨，更远的研究之路，还是留给专家们去走吧！

034 * 茯苓甘草汤证，为什么"不渴"

伤寒，汗出而渴者，五苓散主之；不渴者，茯苓甘草汤主之。（73）

《皇汉医学》引尾台氏观点说本条有脱文。尾台氏曰："考伤寒汗出章，似脱发热、脉浮数、小便不利等证。方中多用生姜，则不渴之上，又似脱呕而二字，特于汗出者，岂可用此方乎？其有脱佚明矣。"大塚敬节在《临床应用伤寒论解说》中也持有相同观点。他说，此章为举示渴与不渴，说明五苓散与茯苓甘草汤的区别，而省略其他脉证。因此，可解释为：伤寒，汗出而渴，脉浮数而小便不利者，为五苓散之主治；汗出不渴，脉浮数而小便不利者，则为茯苓甘草汤之主治。这二方之证，都是兼有表里之证，故以伤寒作开头语。

按照大塚敬节先生的说法，五苓散证与茯苓甘草汤证仅是渴与不渴的差别，那么，可以认为茯苓甘草汤证的失水程度没有五苓散证严重，二者只是程度上的不同。但问题不会如此简单，有可能二者在电解质紊乱方面有所不同。不过，好在《伤寒论》中还有一条论及茯苓甘草汤证。"伤寒厥而心下悸，宜先治水，当服茯苓甘草汤，却治其厥；不尔，水渍入胃，必作利也。"这一条有"厥而心下悸"，颇似心脏疾病的症状。如果把前后两条结合起来看，患者虽为外感病发热，但同时伴有心功能不佳；虽然汗出，但没有脱水，故而不渴。心脏疾病也可以导致汗出，汗出不一定都是外感病所致。因为没有脱水，患者之小便不利当为心功能不佳使然。《汉方诊疗三十年》记述了大塚敬节先生治疗矢数有道的肠伤寒，即以发热、汗多、心悸明显、少尿、不渴为指征，使用茯苓甘草汤很快汗止，且皮下注射的葡萄糖及林格液也迅速吸收。本案对于理解茯苓甘草汤很有帮助。

035 * 茯苓泽泻汤与胃潴留

胃反，吐而渴欲饮水者，茯苓泽泻汤主之。（十七·二十）

"胃反"，类似于西医学的胃潴留。胃潴留，又叫胃排空延迟，是胃内容物积蓄而未能及时排空。"吐"，是胃潴留的主要表现，为潴留物蓄积过多，超出胃容纳的范围而被迫吐出；反之，潴留物过少时，可以没有吐的症状。胃潴留的吐一般为每日一至数次，不会过于频繁。条文没有提"呕"，因此，吐之前可以没有恶心的动作。至于所吐之物，可以为不消化的食物，也可以是胃液，但一般不会有黄色的胆汁。

"渴欲饮水"，提示患者出现脱水症状，而且有可能是中度脱水。小肠是水分吸收的重要场所，因为胃蠕动减弱或胃出口受阻，水与食物不能及时进入小肠，不得吸收入血，由此导致脱水。可知，脱水与胃排空障碍有关，与吐关系不大，虽然条文将"吐"与"渴欲饮水"并列。此外，患者同时还应该伴有腹痛、中上腹部压痛及振水声、少尿、大便减少等症状。

胃潴留分为器质性与功能性两种情况：前者多见于幽门梗

阻,比如消化性溃疡的并发症;后者多见于胃张力缺乏,以及其他疾病所致,比如糖尿病、低钾血症。对于器质性胃潴留,通常需要手术解除幽门梗阻,药物治疗效果并不满意,因此,推测茯苓泽泻汤所主的"胃反"应该是以功能性胃潴留为主。

036 * 扒一扒麻子仁丸证

《古本康平伤寒论》云：

跌阳脉浮而涩，浮则胃气强，涩则小便数，浮涩相抟，大便则难，其脾为约，麻子仁丸主之。

麻子仁丸的条文也是非常烧脑的，值得扒一扒！

首先，我们先悬置"跌阳脉"的论述，直入麻子仁丸的主治。传统的观念认为麻子仁丸为润肠剂及缓泻剂，可知，"大便则难"就是便秘。便秘包括大便干结、次数减少、排便时间延长及排便费力等，从麻子仁丸的用药来看，应该是大便干结而排便费力。至于大便难又是如何形成的？原因相当复杂，此处不再展开讨论。

方中用枳实、厚朴、大黄等促进肠蠕动，增加排便动力。麻子仁、杏仁含有植物油以增加排便的润滑性。蜂蜜本身并不通便，其中含有大量果糖，对于那些果糖不耐受的人来说，则有促进排便作用。因果糖不被吸收，可增加肠腔渗透压而吸引水分，粪便得以湿化变软。芍药也有通便作用，不过，使用大黄之类的刺激性泻药，容易引起便前腹痛，芍药应该还有减缓大黄这一不良反应的使命。

说完了大便难再说"小便数"。我们知道，长期便秘导致粪块较多地积聚在结肠，势必对周围组织或器官造成压迫。如果对膀胱造成压迫，则膀胱的有效容量会减少，在肾脏每天泌尿总量固定的前提下，当膀胱的有效容量减少时，则排尿次数相应增加，此刻，患者会出现尿频，也就是条文所言的"小便数"。当然，这种继发于粪块压迫的尿频会随着粪便的排出而缓解。

条文谈到"胃气强"，这是值得注意的信息。"胃气"即消化功能。"胃气强"，则消化吸收功能很好。食欲亢进或饮食增多应该是大概率事件，饮食增多必然导致二便生成增多，这是形成便秘及小便数的重要促进因素。

令人不解的是，本条为何如此重视趺阳脉？推测可能是出现饮食增多而关注趺阳脉。古人以趺阳脉候脾胃功能，趺阳脉浮为胃气充盈使然。趺阳脉涩是足背动脉不流利，涩与滑相对，提示趺阳脉应指不饱满。有注家认为这是小便数引起伤津所致。如果伤津成立，为什么不选用人参、麦冬、地黄之类处方以益气生津呢？逻辑上讲不通！足背动脉由胫前动脉移行而来，向上溯源依次为腘动脉→股动脉→髂外动脉→髂总动脉。假如结肠内的粪块很多，对髂总动脉造成压迫，会不会导致远端的趺阳脉表现为不流利呢？这个假说留给感兴趣的读者去探索吧！

037 * 甘遂半夏汤与肝腹水

　　病者脉伏，其人欲自利，利反快，虽利，心下续坚满，此为留饮欲去故也，甘遂半夏汤主之。（十二·十七）

　　本条的主症是什么？从"心下续坚满"来看，在服用甘遂半夏汤之前就应该有心下坚满了。"续"，有断而复连之意。因此，主症是心下坚满。那么，心下坚满又是什么病呢？《皇汉医学》引和久田氏曰："心下坚，腹满，有青筋者，为甘遂半夏汤之腹证……或虽无腹胀满及青筋，但心下坚满者，是此方证也。此坚满，亦留饮所作，而加血结者也。"汤本求真认为，本条心下坚满是肝脏左叶肿大，漫延于心下之意，故本条当述肝脏肿大，尤其为硬变证及因此而成腹水。我们认同汤本求真的观点，本条描述的应该是肝腹水。

　　"病者脉伏"，是说患者脉象如有如无，附骨乃见，比沉脉更甚。"脉伏"，是有效循环血量不足的表现。肝硬化时，肝脏合成蛋白功能下降，出现低蛋白血症，导致血浆胶体渗透压下降，水液漏到血管外，从而导致血容量不足。另外，肝脏是某些激素或代谢物质的灭活器官，肝功能下降，有些血管活性物质不能灭活，如胰高糖素，它们在血浆中浓度升高，导致内脏血管扩张，造成有效循环血量不足。肝硬化患者通常进食减少，伴有呕吐、腹泻，甚至上消化道出血等情况下，有效循环血量更加减少。

"其人欲自利"可能与侧支循环形成有关。肝硬化出现门静脉高压时，门静脉系的上痔静脉与腔静脉系的中、下静脉吻合，形成痔核，直肠部位出现瘀血，可能刺激直肠神经导致患者有排便感。同时，患者出现胃肠道淤阻性充血，导致胃肠道分泌与吸收功能紊乱，容易出现腹泻。

"利反快"，一般情况下，腹泻之后患者通常感到乏力不适，但本条患者腹泻之后反而感到舒适。"快"，作舒适、舒畅理解。腹泻之后，排泄一些水分，能够减轻腹水状态下的腹胀，故此"快"是针对"心下坚满"而言。"此为留饮欲去故也"，应该置于"利反快"之后，是对"利反快"的解释，当为后人注释之语混入正文。

"虽利，心下续坚满"，虽然腹泻排出一些水分，腹胀得以一度减轻，但因形成腹水的诸多因素没有根本驱除，腹水再次生成而腹胀如故，因此，患者很快又感到心下坚与腹满。

从甘遂半夏汤的煎服法来看，应该是逐水剂。《先哲医话》载："一妇产后肿胀数日，气息促迫，喘满绝汗，小便不通，食不进，众医以为不治。余谓留饮之所为，与甘遂半夏汤一服，痰水吐出，须臾泻下如倾，诸症渐愈。""须臾泻下如倾"，提示本方刺激肠黏膜，引起肠道分泌亢进。可知，本方实属攻击疗法，是在发汗、利尿等常法无效情况下的权宜之计，偶然一用，故而顿服。

038 * 乌头汤与痛风急性发作

病历节，不可屈伸，疼痛，乌头汤主之。（五·十四）

"历节"之疼痛剧烈，从本方用乌头5枚就可见一斑。《中国病史新义》认为"历节"即今之痛风，我们认同范行准先生的观点。本条描述的应该是慢性痛风性关节炎急性发作。本病首发于跖趾关节，踝、膝、指、腕、肘等关节也为好发部位。明代医家李梴说："以其循历遍身，曰历节风。"本病进入慢性期，可以出现关节侵蚀及关节周围组织纤维化，引起关节僵硬而活动受限，甚至出现痛风石。

"不可屈伸"是关节功能受限的表现，见于慢性痛风性关节炎。如果是疼痛导致的活动受限，此语应该置于"疼痛"之后才是。"疼痛"是慢性关节炎急性发作时的表现。痛风多于半夜发作，关节及周围软组织出现明显的红、肿、热、痛，疼痛甚为剧烈，条文云"疼痛"，是"疼"与"痛"并用，这在经方条文中并不常见。

痛风每于饮酒、饱餐、过度疲劳、受凉及感染而诱发。

039 * 诃黎勒散与功能性粪失禁

气利，诃黎勒散主之。（十七·四十九）

"诃黎勒"即诃子，为外来药材。"气利"，可能是肛门排气时伴有大便排出，也就是粪便随排气而出，不自主漏出少量糊状或液状大便，咳嗽或其他原因导致腹压增加时症状明显。放个屁就带点粪便出来，其本质属于粪失禁，与肛门括约肌松弛有关。诃子有类似罂粟碱样的解痉作用，抑制肠道平滑肌使肠蠕动减慢，减少肠腔气体排出；抑制肠蠕动可导致便秘，大便不容易排出。

诃子含有鞣质，有收敛作用。如果是直肠有溃疡，导致排便频繁，用诃子以收敛疮面促进愈合。从这一角度来看，似乎也可以解释。不过，如果疾病是直肠溃疡所致，通常排出的是黏液而非粪质，且不一定与排气有关，因此，"气利"一病不考虑这方面。

气利多见于老人、久病体虚之人，本质是固摄功能衰减。本方只是对症治疗，症状好转后还应积极扶正。

040 * 真武汤条文，又见或然证

少阴病，二三日不已，至四五日，腹痛，小便不利，四肢沉重疼痛，自下利者，此为有水气，其人或咳，或小便利，或下利，或呕者，真武汤主之。（316）

《伤寒论》关于真武汤的条文有两条，所主的病证并不相同。"此为有水气"是理解本条的重要突破口。"水气"即今日之水肿，而最为常见的水肿有肝性、心性及肾性疾病，因此，我们就从这些疾病中深入探讨。

肝性水肿以腹水为主，通常以腹满为主症，条文没有论及腹满，因此，暂不考虑肝性水肿。心性水肿大多数放在痰饮病论述，因此，暂时也将其悬置。假设本条所述就是肾性水肿，看看能不能将其解释清楚。

和小青龙汤条文一样，本条也有或然证。或然证提示病情复杂，涉及多个功能系统，因此，决不能从一般的疾病来考虑。也就是说，本条描述的是大病！那么，试问：在肾脏疾病中，最严重的疾病是哪一个呢？应该是慢性肾功能衰竭！真武汤治疗的是慢性肾功能衰竭吗？是不是有些匪夷所思？容我们抽丝剥茧论证之。

条文说"小便不利"，或然证说"小便利"。"小便不利"是尿少，"小便利"是尿量不少，这两个自相矛盾的症状同时出现，说明什么？说明这个疾病可以出现小便少，也可以出现小便不少。慢性肾功能衰竭时肾小球滤过率下降明显，伴有血容量不足时，可出现水潴留，此刻，患者出现小便不利。本病可出现肾脏浓缩功能障碍，又表现为多尿及夜尿。在饮水减少时，多尿又可以导致患者脱水。因此，在慢性肾功能衰竭病程中，水潴留及脱水都可以出现，这一点在其他疾病中则罕有表现。

我们再对其他症状进行解释。慢性肾功能衰竭可以导致诸多功能系统异常，从而症状表现多样化。非蛋白氮刺激胃黏膜可以出现恶心、呕吐，表现为"或呕"；当出现胃及十二指肠溃疡时，也可以出现腹痛，条文的"腹痛"与之吻合；非蛋白氮对肠黏膜的刺激可以引起化学性肠炎，表现为腹泻，条文的"自下利""或下利"有了着落；潴留的毒素刺激肺部则导致咳嗽，条文的"或咳"与之有关；"四肢沉重"应该是水肿的表现，即使没有明显的水肿，也有可能出现隐性水肿；慢性肾功能衰竭有钙、磷、镁等代谢紊乱，可出现骨痛，"四肢疼痛"也可以说得通。

慢性肾功能衰竭肾功能轻中度不全时，患者可以没有明显症状；当出现血容量不足、感染、发热、严重高血压等诱因时，肾功能不全可迅速加重，出现一系列症状。因此，真武汤条文描述的应该是重度肾功能衰竭，甚至进入尿毒症阶段。

说了半天，竟然忘了条文开头的"少阴病"。"少阴病"以代谢低下、精神萎靡为特征，而慢性肾功能衰竭在神经系统早期可以表现为表情淡漠、疲乏、记忆力减退等；可有甲状腺功能低下、基础代谢率下降，以及中枢神经系统 Na^+–K^+–ATP 酶活性下降，出现体温调节紊乱，表现为正常体温曲线下调至 35.5℃。这些表现完全符合"少阴病"的整体状态。

041 * 四逆汤证与低血容量性休克

伤寒脉浮，自汗出，小便数，心烦，微恶寒，脚挛急，反与桂枝，欲攻其表，此误也，得之便厥。咽中干，烦躁，吐逆者，作甘草干姜汤与之，以复其阳……若重发汗，复加烧针者，四逆汤主之。(29)

伤寒，医下之，续得下利清谷不止，身疼痛者，急当救里；后身疼痛，清便自调者，急当救表。救里宜四逆汤，救表宜桂枝汤。(91)

病发热头痛，脉反沉，若不差，身体疼痛，当救其里，四逆汤方。(92)

脉浮而迟，表热里寒，下利清谷者，四逆汤主之。(225)

少阴病，脉沉者，急温之，宜四逆汤。(323)

少阴病，饮食入口则吐，心中温温欲吐，复不能吐，始得之，手足寒，脉弦迟者，此胸中实，不可下也，当吐之。若膈上有寒饮，干呕者，不可吐也，当温之，宜四逆汤。(324)

大汗出，热不去，内拘急，四肢疼，又下利厥逆而恶寒者，四逆汤主之。(353)

大汗，若大下利而厥冷者，四逆汤主之。（354）

下利腹胀满，身体疼痛者，先温其里，乃攻其表。温里宜四逆汤，攻表宜桂枝汤。（372）

呕而脉弱，小便复利，身有微热见厥者，难治，四逆汤主之。（377）

吐利汗出，发热恶寒，四肢拘急，手足厥冷者，四逆汤主之。（388）

既吐且利，小便复利而大汗出，下利清谷，内寒外热，脉微欲绝者，四逆汤主之。（389）

　　上述是《伤寒论》关于四逆汤的条文，绝大多数条文都提示体液丢失，只是在丢失的形式上有所不同，或发汗，或呕吐，或下法，或下利，因此可以认为，四逆汤证基本上是体液丢失造成的。体液的丢失容易导致血容量不足，再进一步发展就是休克状态。那么，四逆汤证有休克的表现吗？

　　我们知道，低血容量休克时，有效循环血量下降，人体启动神经内分泌反应机制，增加有效血容量并重新分配血流量，调节的目的是首先满足心、脑、肾等重要脏器的血液供应，对于皮肤、肌肉来说，血流量必然减少，由此导致四肢末梢发冷、发绀，条文的"手足厥冷"与此吻合。同时，患者脉搏加快、细速、无力也是休克的常见体征，条文的"脉细欲绝"与之合隼。

可知，四逆汤的条文符合低血容量休克的表现。

关于四逆汤条文，还有一些话题可说。其一，四逆汤条文有些症状是原发病的表现，如发热、头痛、身体疼痛、呕吐、下利、腹胀满，这些症状不是四逆汤证的固有表现，因此，不应该纳入四逆汤证里。其二，条文里还有"难治"的字眼，提示四逆汤并非把所有的四逆汤证都挽救成功了，诸如休克的晚期、严重的电解质紊乱、基础疾病较多者、器官功能衰竭者，即使出现四逆汤证也相当难治。其三，四逆汤不一定非要见到四肢逆冷或脉象沉微才使用。如："脉浮而迟，表热里寒，下利清谷者，四逆汤主之。"本条有"表热"，可知不应该存在手足逆冷。因为有"下利清谷"，担心发展下去会导致四逆，从而采取"截断扭转"的治法，提示四逆汤的应用贵在见机行事，提前下手，也体现古人"治未病"的思想。四逆汤条文如此之多，也折射出当年使用范围之广泛。使用机会在哪里呢？要么是低血容量休克，要么在通往休克的路上。

042 * "中风痱" 是哪一类型的脑卒中

《古今录验》续命汤，治中风痱，身体不能自收，口不能言，冒昧不知痛处，或拘急不得转侧。（五·十六）

本条是续命汤的主治。很显然，条文描述的就是神经系统疾病，而在神经系统疾病中，以脑血管病为常见。因此，从常见病的角度来看，本条所主应该是今天的脑卒中。我们知道，脑卒中分为缺血性脑卒中与出血性脑卒中两大类。那么，本条所述又该属于哪一类呢？

"续命汤" 在命名上值得关注。之所以 "续命"，一定是针对高危情况而言，其病发展下去有生命危险，才需要积极进行 "续命" 的干预。就一般情况来说，缺血性卒中与出血性卒中哪个发病更急，更容易出现昏迷等生命危险呢？当然是出血性脑卒中了！脑出血常有昏迷，随后脑水肿、脑疝，压迫延髓生命中枢而危及生命，向好处发展则苏醒，生命得以继续，因此，所谓的 "续命" 应该是针对昏迷状态而言的，这是比较合理的解释，毕竟，深度昏迷与死亡有时就是一线之隔，而神志清醒之人谈不上 "续命"！

虽然脑出血在急性期死亡率高于脑梗死，但患者从急性期存活后，肢体功能、认知功能及日常生活能力要比脑梗死患者恢复得好，也就是说，与脑梗死相比，脑出血对脑组织的损害相对较轻，脑细胞不至于因为缺血而很快就坏死。对生命的危害与对脑组织的损害是两码事，通常，人们因为前者而理所当然地肯定后者。

脑出血使用续命汤后，条文里描述的那些症状会得到明显的改善。如果使用续命汤后，症状没有明显好转，"续命"的意义又在哪里呢？续命汤还有流传后世的必要吗？从这个角度讲，续命汤应该是用于高血压引起的脑出血的急性期，其目的在于阻止病情进一步恶化，同时尽快改善症状。

我们回过头来看条文描述的症状。"身体不能自收"，这是四肢呈现的弛缓状态；"口不能言"是失语状态；"冒昧不知痛处"则是神志障碍，模糊不清。结合这三个方面来看，患者极有可能处于深昏迷状态。事实上，脑出血患者发病时感到剧烈头痛，伴有呕吐、意识逐渐模糊，常于几十分钟内转为昏迷。在远古时代，先民们认知很局限，可能把深昏迷状态认为是死亡，使用续命汤后，患者意识逐渐恢复，生命得以继续，于是美其名曰"续命汤"。

"或拘急不得转侧"又是什么意思呢？"或"，是"有的"之意。就是说，还有另外的表现类型。"拘急"是指四肢肌肉紧张，即肌张力增高，这应该是医者通过检查得到的客观体征。"不得转侧"即不能翻身，这应该是患者主观所想却不得如愿，也就是说，患者躺在床上，想翻身但因为半身不遂而不能，而患者的神志是清醒的，这应该是病情比较轻的表现。如果是别人帮助翻身，则属于被动行为，根本谈不上什么"不得"，在外力作用下，还有翻不过去的身吗？

我们知道，脑出血急性期死亡的主要原因是并发症及脑水肿。那么，续命汤治疗脑卒中的机理又是什么呢？干预血压？减轻脑水肿？保护脑细胞？不得而知！我想，改善脑水肿应该是绕不过去的关。

后世医家用续命汤治疗格林－巴利综合征、氯化钡中毒导致的肢体乏力，均取得了满意的疗效。但是否就可以认为续命汤原文所主就是急性上行性脊髓炎呢？不能！不支持该病的理由如下：

其一，格林－巴利综合征属于弛缓性肌无力，不能解释"或拘急不得转侧"。

其二，如果到"口不能言"的程度，患者应该出现呼吸肌无力，从而影响呼吸，条文没有说明这一点。

其三，到"口不能言"的程度，应该出现进食、饮水困难的表现，在不能鼻饲的古代，纵有高效方也望尘莫及。

其四，该病通常出现腹胀、尿潴留等症状，条文应该有所指示。

043 * 桂枝茯苓丸与葡萄胎

　　妇人宿有癥病，经断未及三月，而得漏下不止，胎动在脐上者，为癥痼害。妊娠六月动者，前三月经水利时胎也，下血者，后断三月衃也。所以血不止者，其癥不去故也。当下其癥，桂枝茯苓丸主之。（二十·二）

　　本条烦琐凌乱，今采用《皇汉医学》的条文来解读。该书云："妇人宿有癥病，经断未及三月，而得漏下不止，胎动在脐上者，为癥痼害妊娠也。所以血不止者，其癥不去故也，当下其癥，桂枝茯苓丸主之。""妇人宿有癥病"，很显然，此处的"癥病"是妇科疾病。先看"癥病"有哪些特点？结合"经断"来看，其病当在子宫。"宿"，从前、往日之意。可知，既往有此病，也暗示此病有复发性。"其癥不去故也，当下其癥"，可知"癥"可以被排出体外，必是古人亲见。"为癥痼害妊娠"，说明该病对妊娠有负面影响。

　　根据以上特点，"癥"应该是现在的什么病呢？传统的观念认为是子宫肌瘤。那好！我们就先假设此"癥"是子宫肌瘤，看看能不能成立。如果癥＝子宫肌瘤，那么，本条就是妊娠＋子宫肌瘤，即妊娠合并子宫肌瘤。那么，条文是否能够讲得通呢？

"经断未及三月，而得漏下不止，胎动在脐上者"，这是本条核心症状。"经断未及三月"，这是早期妊娠；"而得漏下不止"，有可能是先兆流产；"胎动在脐上者"，这是解读的难点所在！当然，也是解读本条的突破口。

"十月怀胎"，1 个妊娠周期 =280 天，1 个妊娠月 =28 天 =4 周。"经断未及三月"，即闭经 < 12 周（3 个月）。妊娠 20 周时，子宫的高度达到平脐，也就是说，胎动在肚脐上，至少要妊娠 5 个月。妊娠 3 个月时，子宫底高度在耻骨联合上 3 横指位置，还在盆腔之内。现在，问题来了……妊娠 3 个月子宫底在耻骨联合上 3 横指位置，妊娠 3 个月合并子宫肌瘤其胎动在脐上，求子宫肌瘤的大小？

子宫肌瘤体积＝脐上 – 耻骨联合上 3 横指

试问：如此大的子宫肌瘤能排出体外吗？

我们知道，非妊娠状态下，子宫肌瘤很难用药物排出，更何况在妊娠状态下。希望渺茫！

然而，条文说"当下其癥，桂枝茯苓丸主之"，又确确实实说明"癥"可以被药物所下。

回过头来看，当初的思路是先假设"癥"是子宫肌瘤，看看能不能成立，经过一番"数学式"的论证，这个假设不成立！也就是说，"癥"不是子宫肌瘤！那么，"癥"又是什么呢？

我们再次假设"癥"是葡萄胎？看看是否成立？不妨采用对比的方法——对比葡萄胎症状与条文所述，寻找最大相似度。请看表3。

表 3　葡萄胎症状与条文所述症状

葡萄胎症状	条文所述症状
初始表现为早孕	经断未及三月
孕 10～16 周子宫大于正常	胎动在脐上
阴道流血	漏下不止
胎动少	胎动在脐上
多数良性，可自然消退	有"当下"的基础
再次妊娠时复发率 1%	宿有癥病

通过对比，我们可以看出条文所述症状与葡萄胎的表现有高度相似性。由于绒毛水肿及宫腔积血，葡萄胎患者的子宫要大于正常妊娠的月份，这是"经断未及三月……胎动在脐上者"的合理解释。由此可知，与子宫肌瘤相比，葡萄胎（良性）是最贴近条文的解读。

古人对葡萄胎认识不足，认为只要是经断就一定是妊娠。这是认知的盲区，所以，认为本条是癥痼与妊娠并见。使用桂枝茯苓丸后，葡萄胎排出（"当下其癥"），但并没有胎儿排出，妊娠哪里去了？被癥痼所害，也就是说，胎儿被癥病所破坏，因此，看不到胎儿的形迹。

　　需要说明，本条所主的应该是良性葡萄胎，若为恶性，恐非药物所能下之。

044 * 走马汤与急性胰腺炎

《外台》走马汤，治中恶心痛，腹胀，大便不通。（十·二十四）

"走马"，疾趋谓之走，以此命名，提示药物疗效迅速，所治当为急症。

"中恶"，有两个意思：一是得暴病；二是古病名，由于冒犯不正之气所引起，其症状或为错言妄语，牙紧口噤，或为头旋晕倒，昏迷不醒，俗称中邪。结合"走马汤"的方名来看，所治应该是急症暴病，条文没有描述神志改变，因此，不支持作为古病名的义项。

"心痛"，上腹部疼痛，不是心脏疼痛；"腹胀"，为肠蠕动减慢，肠腔胀气而腹部膨隆；"大便不通"，可能是麻痹性肠梗阻导致排便动力下降。

本条所述最有可能是什么病？应该是急性出血坏死性胰腺炎。该病能把条文解释清楚吗？证据何在？

急性出血坏死性胰腺炎发病骤起，符合暴病范畴，能解释"中恶"。本病以消化道症状为主，而条文描述的都是消化道症状。腹痛是急性胰腺炎最早出现的症状，发病急骤，多位于上腹部正中或偏左，符合条文的"心痛"描述。重症胰腺炎可出现大量胰腺组织被溶解，导致胰腺坏死与出血，称为出血坏死性胰腺炎。炎症累及前后腹膜时可引起急性腹膜炎，出现全腹部压痛、肌紧张及腹胀气；出现大量炎性腹水时，也可以表现为腹胀，符合条文的"腹胀"。肠管因炎症而蠕动减弱或停止，肠鸣音消失，出现麻痹性肠梗阻而大便不通，与条文吻合。

《外台秘要》卷七引张仲景方"飞尸走马汤"，用药与本方相同。治"寒疝，鬼击有尸疰者"。少数出血坏死性胰腺炎患者，因含有胰酶的血性渗液经腹膜后间隙渗至皮下，出现皮下脂肪坏死，两侧腹壁瘀斑和脐周围颜色青紫或发蓝（Cullen 征，卡伦征）。重症胰腺炎的腹痛符合"寒疝"的表现，Cullen 征会不会就是古人眼中的"鬼击尸疰"呢？

045 * 小建中汤与结核病

　　虚劳里急，悸，衄，腹中痛，梦失精，四肢酸疼，手足烦热，咽干口燥，小建中汤主之。（六·十五）

　　"虚劳"是古病名，其后的所有症状都应该建立在"虚劳"的前提之上，我们倾向于用结核性疾病来解释"虚劳"。因此，"里急"等一系列症状均为结核病的表现。在此，做尝试性分析。

　　结核病通常有全身症状，最为常见的是发热，后世常用"五心烦热"来形容，"手足烦热"就是发热之表现。全身症状是结核中毒症状，心脏在结核毒素的刺激下，可以出现心跳加快，从而表现为"悸"。发热时，体内酸性代谢产物（如乳酸等）增多，刺激四肢肌肉末梢神经引起酸疼，条文的"四肢酸疼"或与此相关。结核病为消耗性疾病，出现体液不足时，会表现为"咽干口燥"，这也是唾液腺分泌不足的症状，与其列为小建中汤证，不如说是麦门冬汤证更合适。结核病通常伴有植物神经功能紊乱的症状，条文的"梦失精"应该是这方面的体现。

　　"虚劳"是慢性病，有体质方面的消耗，有代谢上的亢进，有营养不足。如果出现维生素缺乏，诸如维生素 C 不足，患者的鼻黏膜毛细血管脆性增加，在发热的情况下很容易破裂，从而表现为鼻出血，条文的"衄"应该与此有关。

　　我们的解释用的是"结核病"这一笼统概念，没有限定在具体某一部位的结核，理由是"虚劳"最有可能是多个部位或器官的结核。在古代，缺乏有效的抗结核药物，结核病通常被认为是不治之症，在某一部位的结核病程进展中，极有可能播散到其他部位。如果出现肠结核或结核性腹膜炎时，"腹中痛"则是常见的症状。至于"里急"，《中医临证处方入门》说："里急是腹部紧张的意思，不论腹肌紧张或肠管紧张，古方家都解释为腹直肌紧张，这是小建中汤的重要腹证，但实际上并不只限于腹直肌，而且相反地有时腹壁反而软弱。如为肠管紧张，则是由于肠管的蠕动亢进或因部分的痉挛引起。"总之，"腹中痛"与"里急"应该是消化道结核的表现。

　　条文既有全身性表现，又有局部性症状。小建中汤使用了饴糖，以今天的知识来看，无疑是补充碳水化合物。对于消耗性疾病来说，在碳水化合物摄入不足的情况下，机体会通过分解脂肪及蛋白质来提供能量，因此，补充碳水化合物是缓解机体分解蛋白质的重要步骤。患者消化功能衰减，因此，方中使用容易消化的饴糖来直接补充碳水化合物。"腹中痛"与肠管痉挛有关，使用大剂量芍药以缓解症状。桂，含有挥发油，是否存在一定的抑菌作用？生姜、甘草、大枣则是调整消化道功能的。可以认为小建中汤是针对整体的虚性代谢亢进而设，同时，又兼顾了肠道痉挛的局部症状。

后世对小建中汤的使用也着眼于体质层面，尤其是改善虚弱儿的体质。至于消化性溃疡、胃下垂、慢性肝炎等，既有体质虚弱，也有腹痛，用小建中汤与条文在大方向上也保持了一致。不过，虚性代谢亢进及消耗性特点却没有得到体现。因此，今天对小建中汤的使用，大多数是对经典的活用而已。

046 * 从乙型脑炎看白虎汤证

三阳合病，腹满，身重难以转侧，口不仁，面垢，谵语，遗尿，发汗则谵语，下之则额上生汗，手足逆冷，若自汗出者，白虎汤主之。（219）

"三阳合病"是太阳病、阳明病、少阳病的合病。所谓"合病"，是同时具备两经或三经的病证，但并非三经之提纲证并见，而是同时出现三者中的一两个症状。我们知道，阳证以发热为突出表现，因此，三阳合病必见发热。需要说明，我们所说的发热是今天的发热概念，在《伤寒论》里，"发热"有其特定的内涵。"口不仁"是饮食不知其味，可以视为"口苦"之甚者，当为少阳病之证。阳明病以"胃家实"为提纲，"腹满"可以视为"胃家实"的表现。《伤寒论》中的"胃"，可以看作胃肠系统的代名词。那么，太阳病的症状除了发热，还应该有恶寒，也就是说，本条文暗含了恶寒。恶寒是太阳病的核心症状，缺此而言"三阳合病"似有不妥。另外，头痛似乎也是太阳病应该见到的症状。

三阳病是热性病代谢亢进的三个类型，在疾病的发展过程中有一定的阶段性，一般的发展规律是太阳病→阳明病→少阳病。太阳病是必须出现的阶段，但三阳合病时，太阳病的恶寒应该不明显，或者稍见即逝，因此，条文没有提它。说白了，"三阳合病"就是病情进展迅速，类似于感冒的前驱期非常不明显。由此，让我想到了乙型脑炎。

乙型脑炎临床经过分为 4 个阶段，分别是初期、极期、恢复期和后遗症期。疾病的第 1 ~ 3 天为初期。该期起病急，体温在 1 ~ 2 天内上升至 39 ~ 40℃，伴有头痛、精神倦怠、恶心、呕吐等。我们看，乙型脑炎的初期是不是有"三阳合病"的雏形呢？病程的第 4 ~ 10 天进入极期，除初期症状加重外，突出表现为脑实质受损的症状，表现为高热、意识障碍、惊厥或抽搐、呼吸衰竭等。条文谈到"谵语"，这是意识障碍的一个类型，自然属于极期的症状。"遗尿"是尿失禁，不是后世所说的尿床，尿失禁也是脑功能障碍的症状。

再回过头来看"腹满，身重难以转侧，口不仁，面垢"。"腹满"，是肠蠕动减弱，导致肠管内积气，可能是感染后消化道的应激反应。"身重难以转侧"类似于强直性瘫痪。"口不仁"是味觉减退或消失。味觉由舌面感受器获得刺激，经面神经、舌神经及迷走神经等上传到大脑味觉中枢，经过大脑综合分析得出结论，舌、神经及味觉中枢任意环节出现问题，或大脑的分析环节障碍，都可以出现"口不仁"。

"面垢"，面部油腻，像蒙了一层污垢，这是皮脂腺分泌亢进，又没有及时洗面所致。出汗时，除了汗液流出，皮脂腺也一样随之分泌。大塚敬节在《伤寒论解说》中说："古人说，有面垢的病人可治，始终颜面洁净的病人不治。颜面有污垢，乃意味新陈代谢旺盛而活力很强的阳证。"从另一个角度来看，提示患者体质较为强壮，不会很羸弱，羸弱者皮脂腺分泌可能会减少。皮脂腺大量分泌，也是新陈代谢旺盛的结果。

通过分析，我们知道条文的症状大致分为两大类：一是发热导致的代谢亢进表现，二是脑功能障碍的表现。而且，从症状的先后次序来看，似乎又是由轻到重的进展描述。"身重"是患者的主观感觉，能够表达这一不适，说明患者神志是清楚的。"口不仁"也是患者的感觉，能够诉说味觉下降者，神志一样是清楚的。但出现"谵语""遗尿"的时候，患者神志已经开始迷糊了。

我们以乙型脑炎为例子来分析白虎汤条文，并不是说本条所述就是乙型脑炎，只不过想借此揭示白虎汤证的特点。其特点又是什么呢？小结一下：病初迅速出现高热、代谢亢进、出现脑功能障碍。

047 * 大黄甘遂汤与产后子宫积液

　　妇人少腹满如敦状，小便微难而不渴，生后者，此为水与血俱结在血室也，大黄甘遂汤主之。（二十二·十三）

　　本条描述的是妇人产后子宫内有物潴留的表现。"少腹满"是下腹部膨隆，应该指子宫。"如敦状"，敦是古代的容器，中间隆起。"小便微难"是排尿困难，与子宫充盈有关。膀胱在子宫的前面，二者为相邻关系，胀大的子宫压迫膀胱颈则影响排尿。"不渴"，在此是作为鉴别的阴性资料出现，提示患者没有脱水，也没有热象。另外，瘀血也会出现口渴，"不渴"，则暗示腹满不是瘀血所致。"生后"，分娩后出现，可能存在胎盘残留及出血等。"此为水与血俱结在血室"，很明确地指出子宫内有积液及血块等，这是产后出血及积液未能及时排出，或因宫缩乏力，或因宫口阻塞等造成的。

　　《黄河医话》载高文庆"经方验案"一文，对理解本条文颇有帮助。文章说："1967年3月，我曾治一霍姓妇，产后10日，下腹隆起，如怀孕9月状，经住院诊断，排除双胎一胎未出之可能。《金匮·妇人杂病脉证并治》云："妇人少腹满如敦状，小便微难而不渴，生后者，此为水与血俱结在血室也，大黄甘遂汤主之。'所载与此病甚合，遂处方：大黄 15g，甘遂 6g，阿胶 10g，当归 15g。煎汤，于下午至睡前分两次服之。次晨病家告知，昨晚从前阴排出大量水血混合物，腹胀已全消，调理数日，痊愈出院。"高先生这则治验可以视为本条文的最佳注解，对理解条文无疑有着积极的帮助作用。

048 * 桃花汤与慢性菌痢

少阴病，下利，便脓血者，桃花汤主之。（306）

"下利"是腹泻性疾病的统称，"便"应该是名词活用为动词，"便脓血"就是大便时排出脓血。很显然，这是感染性腹泻。在感染性腹泻中，以脓血便为特征者当以细菌性痢疾为常见。因此，我们不妨把本条看作是细菌性痢疾。

我们知道，细菌性痢疾表现为"热利"时，通常使用白头翁汤。但本条以"少阴病"开头，明确了患者的整体病理状态。从"少阴之为病，脉微细，但欲寐"来看，患者精神及体力陷入沉衰状态，病情趋于慢性化或迁延化。因此，本条为急性菌痢之后，病情长期迁延不愈，临床表现为腹痛、腹泻、大便为黏液便或脓血便。

桃花汤以干姜温里，辛温加速局部血液循环，以促进慢性炎症之修复。赤石脂覆盖病灶起到保护作用。虽然有脓血便，但感染不是主要矛盾，体质衰惫修复能力下降才是治疗的目标。

049 ＊ 奔豚汤证，气上冲的动力来自哪里

奔豚，气上冲胸，腹痛，往来寒热，奔豚汤主之。(八·三)

"奔豚"是一种发作性上冲性疾病。《北方医话》载刘永铭先生"奔豚证治小议"一文。文章说："吾曾治隋某，男性，25 岁。近一周自觉脐下有一股寒冷之气冲逆上行至胸中，日十数次，发作后则心慌不能自持，其痛苦不可名状。检查：表情痛苦，面色㿠白，神疲乏力，语声低微。视其腹壁肌肉动如波浪之上下起伏，尤以脐下为甚，不能自持……"从刘先生的描述来看，奔豚有如下特点：一是患者有寒气上冲之主观感觉；二是可以看到腹壁肌肉收缩的体征；三是阵发性发作，患者不能控制；四是可伴有心慌等症状。

根据上述特点，不难发现奔豚的根源是腹壁肌肉的不自主收缩。当腹壁肌肉收缩时，对腹腔内脏进行挤压，导致压力通过横膈肌向胸腔传导，可以说，腹壁肌肉的收缩是气上冲胸的动力之源。除了腹壁的骨骼肌，内脏平滑肌痉挛也可能对膈肌进行挤压，若要达到冲胸的程度，平滑肌的力度不及骨骼肌强劲。但

又是什么因素促使腹壁骨骼肌发生不自主的收缩呢？目前还不得而知。

奔豚汤所主，除了奔豚以外，还有"往来寒热"。"往来寒热"则提示本条与外感病有关，为外感病所诱发。《经方例释》云："此方治伤寒所致之奔豚也。若惊恐奔豚与忧思奔豚不可全用此方，当有以消息之。"

050 * 当归生姜羊肉汤，一道人见人爱的药膳

寒疝腹中痛，及胁痛里急者，当归生姜羊肉汤主之。
（十·十九）

古人把"疝"分为七类，寒疝只是其中一类。"寒疝"是急性腹痛性疾病的概称。"腹中痛"之"腹中"，是指腹的中部，即以肚脐为中心的脐周疼痛。脐周是小肠的部位，因此，"腹中痛"当为小肠痉挛的表现。"胁痛"，是接近胸部的上腹部疼痛，应该是横结肠的痉挛。"里急"暗示存在腹直肌挛急，腹壁紧张有抵力。这是"寒疝"发作时的表现，如果在间歇期，腹壁可能不会如此有力。

《金匮要略》又云：

产后腹中疠痛，当归生姜羊肉汤主之。并治腹中寒疝，虚劳不足。（二十一·三）

本条虽然置于妇人产后病篇，但产后病未必都是子宫及附件

疾病，本条同样也是肠痉挛。我们知道，产妇在分娩过程中因为身体暴露，容易感寒受凉。寒冷刺激中枢神经系统，促进脑垂体抗利尿激素释放，抗利尿激素可以收缩血管及内脏平滑肌，肠管强烈收缩而引发腹痛。肠痉挛同时可伴有呕吐、汗出、面色苍白及手足寒冷。饥饿也会诱发肠痉挛，分娩过程中因为疼痛而饮食减少，也会诱发产后腹痛。便秘是产后常见的病证，是肠痉挛的另一个诱因。因此，在诸多诱因下，肠痉挛容易发作。

也许有人认为此处的腹中痛应该是产后宫缩痛。诚然，产后宫缩痛是需要考虑的，但产后宫缩痛是枳实芍药散的主治，而且，当归的挥发油成分对子宫有抑制作用，煎煮后，挥发油丢失，其他成分对子宫则呈现收缩作用。从这一角度来看，当归生姜羊肉汤不适合宫缩痛。

当归、生姜及羊肉均为温性，尤其是羊肉，一直被认为是暖性的食物，有别于猪肉与牛肉。由此可知，本方所主之寒疝应该来自寒冷刺激。本方羊肉用了一斤，为三味药之最大剂量，可知整个方子更偏于补益，这与条文的"虚劳不足"相吻合。生姜用了五两，方后云"若寒多者，加生姜成一斤"，可知"寒"是本方治疗的重要着眼点。"寒"是什么？一是患者体质虚弱，代谢低下而产热不足，出现一派怕冷的表现；二是周围环境寒冷，气温很低。"寒"是主客观的综合，是内外环境的统一。这种情况下，用生姜之辛温促进血液循环，用羊肉补充体能。当归用了三两，是三者之中用量最小的，从剂量上看，应该是起到辅助治疗作用。当归扩血管，同时其所含成分有钙离子拮抗剂作用，能够缓解肠道平滑肌痉挛。

《近代名医学术经验选编·范文甫专辑》载范文甫先生治周师母产后腹中苦寒痛，处以当归生姜羊肉汤。病家云："吾腹痛日久，治之无效，特从远地请范老先生高诊，并非到小菜场买小菜，处方何用生姜、羊肉、一味当归，能治病乎？"是的，在患者的眼中当归生姜羊肉汤难以称得上药方。事实上，把本方看作药膳更为合适。从药膳的角度来看，当归生姜羊肉汤堪称鼻祖了！如果我来开一家火锅店，就取名叫"当归生姜羊肉汤"吧！

051 * 理中丸证，"霍乱"的本质是什么

霍乱，头痛，发热，身疼痛，热多欲饮水者，五苓散主之；
寒多不用水者，理中丸主之。（386）

本条在《古本康平伤寒论》中为"吐利，头痛，发热，身疼
痛，热多欲饮水者，五苓散主之；寒多不用水者，理中丸主之"。
"霍乱"作旁注，今从之。

《伤寒论》云："问曰：病发热，头痛，身疼，恶寒，吐利
者，此属何病？答曰：此名霍乱。霍乱自吐下，又利止，复发热
也。"本条所说的霍乱，不同于西医学所说的霍乱，而是吐利并
见的疾病，并且，吐在利前。"霍乱"原本就是中医病名，后来
被西医学翻译病名时借用了，被借用后就出现了概念上的混淆，
因此，有人认为理中丸治疗的是今天的 2 号病。2 号病作为烈性
传染病，由霍乱弧菌所致，发病迅猛，以无痛性腹泻为主要表
现，轻型一般无呕吐，中型及重型很快会出现脱水，严重者出现
循环衰竭，使用理中丸也好、五苓散也罢，都不能得到有效的救
治。可见，本条的"霍乱"绝非西医学所说的烈性病。那么，它

又是什么病呢？

条文没有提到便脓血，因此，考虑细菌性腹泻的可能性不大。有"头痛，发热，身疼痛"等表证，推测病毒感染的可能性最大。一方面引起全身的表证，另一方面出现消化道症状。病毒感染的腹泻一般以水样便为多见，很少有黏液便或血便，引起腹泻的常见病毒有轮状病毒、诺沃克病毒等。诺沃克病毒感染的肠炎有呕吐、腹泻，以及低热、头痛、肌肉痛，其呕吐可呈喷射性。另外，流感除了引起全身症状以外，也会引起消化道症状。通过上述分析，我们可以把《伤寒论》中的霍乱理解为病毒性腹泻，这种腹泻通常有大面积流行，符合伤寒的"天行"特点。

"热多欲饮水"与"寒多不用水"在写作上是对举法。那么，二者又是什么意思呢？五苓散证有口渴欲饮水，理中丸证则无口渴，没有强烈的索水欲望，推测五苓散证脱水明显，而理中丸证脱水不如前者。然而，除了脱水，电解质紊乱也是重要因素。如果水样便失水多于失钠，可以导致高钠血症，表现为口渴；如果失水与失钠相当，则不存在高钠血症。对于五苓散证来说，表有热，如果出汗多，则通过胃肠道及汗液两个途径丢失的水分要比单纯的胃肠道失水多；理中丸证"寒多"，应该存在代谢低下，出汗不多，因此，只有胃肠道失水。当然，不能根据失水途径的多寡判断失水程度及性质。总之，渴与不渴，在同等的失水导致血容量不足的前提下，血钠的浓度是影响口渴的重要因素，五苓散证属于高钠血症，理中丸证不存在这一点。

　　值得一提的是，理中丸条文与方后加减在口渴方面有冲突。条文云"寒多不用水"，但方后云"渴欲得水者，加术，足前成四两半"，可知，理中丸证在脱水明显时，也一样会出现口渴的，不能以是否口渴来作为与五苓散证的鉴别要点。

052 ∗ 狐惑病是白塞病吗

狐惑之为病，状如伤寒，默默欲眠，目不得闭，卧起不安，蚀于喉为惑，蚀于阴为狐，不欲饮食，恶闻食臭，其面目乍赤、乍黑、乍白。蚀于上则声喝（嗄），甘草泻心汤主之。（三·十）

"狐惑病"有三种解释：

其一，范行准著《中国病史新义》认为是恙虫病，即恙虫病立克次体感染所致的急性传染病，通过恙螨传播。将"惑"释为"蜮"，"狐"为水狐，"蜮"为短狐，"狐蜮"可能是恙螨的古代称谓。

其二，认为是白塞病。陈灏珠等主编的《实用内科学》白塞病篇说："在中医文献中有称为狐惑病者，其累及部位是口腔、生殖器和眼部，与 Behcet 病常发损害病例相似。"但书中又说："是否等因于 Behcet 病是一个有待商讨的问题。"

其三，中神琴溪治验中有用甘草泻心汤治疗一例梦游症，认为此病是狐惑病。可能是望文生义，以为是受狐仙所惑。

到底哪一种解释更接近原文呢？看看条文讲什么。

"狐惑之为病，状如伤寒，默默欲眠，目不得闭，卧起不安，蚀于喉为惑，蚀于阴为狐，不欲饮食，恶闻食臭，其面目乍赤、乍黑、乍白。蚀于上则声喝（嗄）。"在恙虫病中，"狐蜮"只是病原体的统称，按照这一说法，"蚀于喉为惑，蚀于阴为狐"，意思便是侵犯喉部的是短狐，侵犯阴部的是狐，很显然，从道理上讲不通。而且，古人也不大可能有这个能力来区别。条文中的"狐""惑"，是根据病位来命名的，不是病因命名法，因此，恙虫病的可能性不大。至于梦游症，那也只是中神琴溪个人的理解，其表现与条文所述相去甚远，也不考虑。这样看来，白塞病应该是狐惑病的最合适解释。

白塞病的全身症状有发热、头痛、乏力、食欲不振和关节疼痛等，这和条文"状如伤寒""不欲饮食，恶闻食臭"相吻合。本病常侵犯口腔、生殖器及眼部，"蚀于喉为惑，蚀于阴为狐"，是侵犯口腔与生殖器的描述。眼球各组织都可以受累，因此，当眼球肿胀、疼痛时，可能出现"目不得闭"；出现虹膜睫状体炎时，可以出现"目赤如鸠眼"。

那么，"面目乍赤、乍黑、乍白"又该如何理解呢？

我们知道，白塞病可有皮肤损害，其中，结节性红斑是最常见的皮损类型。皮疹主要发生于下肢，偶尔在躯干及面部。皮疹呈皮色、淡红色、鲜红色或紫红色，消退后留有轻度色素沉着斑。在同一患者身上可以见到大小不一、深浅不同、颜色有别的皮疹，且不同病期的皮损可以并见，因此，当皮疹表现于面部时，其特点符合"乍赤、乍黑、乍白"。

"蚀于上则声喝"，这是重度的口腔损害，疾病累及咽喉部导致声带受损，这是甘草泻心汤的治疗目标。有观点认为甘草泻心汤属于黏膜修复剂，这种认识尚不到位。白塞病属于免疫性疾病，其攻击面很广，黏膜只是其中之一，如果视为单纯的黏膜修复剂，则无疑小瞧了甘草泻心汤，它干预的应该是黏膜背后的东西，而不仅仅是口腔黏膜。

053 * 大黄附子汤与胆绞痛

胁下偏痛，发热，其脉紧弦，此寒也，以温药下之，宜大黄附子汤。(十·十五)

"胁下"是部位名称，在肋弓下方，肝、胆、胃、结肠、输尿管等器官皆位于此处。"偏痛"，是指疼痛的性质，还是疼痛的程度？"偏"，当为副词，有"颇"之意，应该是形容疼痛的程度，"偏痛"意为疼痛剧烈。"其脉紧弦"，是疼痛时的脉象，在剧烈疼痛时出现，可见，脉象与疼痛程度也是相吻合的。

上文谈到胁下有众多器官，那么，哪些器官疼痛可以达到如此剧烈的程度呢？最为常见的有胆绞痛、肾绞痛、肠绞痛，再结合条文的"发热"来看，胆绞痛出现的概率最大。胆绞痛通常见于胆系结石，而结石容易继发感染及梗阻，当伴有胆系感染时，患者可以出现发热。大塚敬节先生在《汉方诊疗三十年》中就介绍了这方面经验。第242案例说，S氏既往有胆石症，服用大柴胡汤后痛止。后来复发，再用大柴胡汤无效。大塚敬节先生根据患者体温38.0℃，右季胁下疼痛，以及疼痛剧烈时脉弦紧，改用大黄附子汤奏效。这个治验可以视为本条文的最佳注脚。

　　大柴胡汤是治疗胆系感染的常用方，其使用通常以剧烈呕吐为目标，伴有往来寒热的全身症状，起到止痛作用的是枳实与芍药。就疼痛程度来说，芍药所针对的是平滑肌一般性痉挛，到了绞痛的程度，已经超出芍药的主治极限，这时，通常需要启用附子、细辛、蜀椒等。可见，经方里的止痛药也是分阶层的。宋永刚先生的观点是芍药为缓急止痛，附子、细辛、蜀椒为麻醉性止痛。这个观点很有见地！普通的平滑肌痉挛导致的疼痛，西医学的经验是使用阿托品、654-2 等解痉药，出现剧烈绞痛时，这些药物通常力所不及，需要选用吗啡、哌替啶等麻醉剂。这也是本条文给我们的启示。

054 * 四逆散与肠易激综合征

　　少阴病，四逆，其人或咳，或悸，或小便不利，或腹中痛，或泄利下重者，四逆散主之。（318）

　　传统的观点认为本条为阳热内郁所致。从西医学角度来看，四逆散所治疗的病证应该属于内脏高敏感性，我们不妨以肠易激综合征来理解这种状态。

　　肠易激综合征属于肠道功能性疾病，表现为慢性腹痛、腹胀、排便习惯改变，排便前大多数感到下腹部绞痛，急于如厕，可以伴有里急后重，大便可以出现黏液，但没有脓血便，条文"或腹中痛，或泄利下重"与此符合。当腹痛剧烈时，患者可以出现手足发冷，表现为"四逆"。除此之外，还会出现心悸、尿频、尿急、性功能障碍等胃肠外表现，这与自主神经功能失调有关，条文的"或悸，或小便不利"也有了着落。患者通常有内脏感觉异常，如果同时伴有支气管平滑肌的高敏感状态，则容易出现咳嗽。肠易激综合征的患者对温度的刺激呈高敏感性，当环境温度降低时，可以诱发腹痛及腹泻，同时，也容易诱发咳嗽，条文的"或咳"也可以得到解释。

如果选一个疾病来代表四逆散证，我会毫不犹豫地把票投给肠易激综合征。如果选一个病理状态来诠释四逆散证，我认为内脏的高敏感状态是最为贴切的选项。属于这种状态的人，通常有精神方面的紧张与焦虑。四逆散中的柴胡有镇静作用，芍药甘草汤则是解除平滑肌痉挛。但在平滑肌痉挛得以缓解后，为防止平滑肌"怠工"，又有必要使用枳实以促进其蠕动。枳实与芍药相反相成，类似于油门与刹车的关系。

055 ＊ 茵陈蒿汤与病毒性肝炎

伤寒七八日，身黄如橘子色，小便不利，腹微满者，茵陈蒿汤主之。（260）

本条所述当为急性病毒性肝炎。急性病毒性肝炎分为黄疸型与无黄疸型。黄疸型以甲型肝炎为多见，本条以黄疸为主症，当以甲型肝炎为最大可能。在黄疸前期，患者可以出现恶寒、发热、乏力、食欲不振等症状，条文的"伤寒七八日"应该是黄疸前期，此期患者没有出现明显黄疸。"身黄如橘子色"，属于黄疸期的典型表现，这种肤色有别于溶血性黄疸的浅柠檬色。胆道完全梗阻的黄疸也可以出现深黄色，但其形成的过程要远远长于肝性黄疸，绝非"七八日"能够形成，而且，此前也没有"伤寒"之表现。因此，在这里，"身黄如橘子色"可以视为肝细胞性黄疸的特征。

"小便不利"是小便量少的术语，通常属于肾脏疾病的症状。看上去，小便量少似乎与黄疸风马牛不相及。当然，发热可以消耗体液，食欲低下可以导致水液摄入不足，这些因素都可以导致肾脏血流量减少，小便的生成因此也减少，这无疑是"小便不利"的形成机制。然而，病毒性肝炎是一种全身性疾病，病毒除了侵犯肝脏以外，还会波及其他器官。如果侵犯到肾脏，可以引起肾小球肾炎，也会出现小便不利。病理学研究也发现，甲肝患者的肾小球血管基底膜上有免疫复合物沉积，这也许是"小便不利"的另一种发病机制吧。

我们知道，病毒性肝炎导致肝脏肿大，患者可以感到局部胀满，部分患者还有脾脏肿大，同时，消化功能下降导致肠蠕动减慢，这些因素都可以导致腹部胀满，但并没有出现胀气般的全腹部膨隆，那是明显的腹满，可以被医者所望知，因此，条文用了"腹微满"而不是"腹满"。"微"是潜在的、并不明显的意思。通常，黄疸期也不会出现腹水，因此，"腹微满"不考虑这一因素。

病毒性肝炎导致黄疸的病理机制有两个方面：一是肝细胞损伤影响胆红素的摄取、结合，从而导致血液中非结合胆红素水平升高；另一方面，肿胀的肝细胞及大量的炎性细胞压迫毛细胆管及胆小管，以及胆栓阻塞了胆小管，这些因素导致胆汁的排泄受阻，其结果便是胆汁反流到血液中。与前者不同的是，这一机制导致血液中结合胆红素升高。那么，问题来了，茵陈蒿汤的疗效是针对上述哪一个环节呢？《临床应用汉方处方解说》在茵陈蒿汤部分谈到了本方利胆的实验结果，由此推测，本方主要干预胆管阻塞这一环节。

056 ＊ "黄汗"真的是"水从汗孔入得之"吗

　　问曰：黄汗之为病，身体重，发热，汗出而渴，状如风水，汗沾衣，色正黄，如药汁，脉自沉，从何得之？师曰：以汗出入水中浴，水从汗孔入得之，黄芪芍药桂枝苦酒汤主之。（十四·二十七）

　　本条讲述黄汗病的症状及成因。其中，让人不解的是"汗沾衣，色正黄，如药汁"。我一度以为，患者流出来的汗就像药汁那样黄。后来，"汗沾衣"三个字改变了我的看法。很显然，这里的黄色是衣服上汗渍的颜色，并不是汗液的颜色，也就是说，汗液本身并不发黄，但衣服上的颜色的确又与汗液有关。如果汗液本身就是黄色的，那么，流在手上或者以手擦之，手上也应该是黄色的，事实上，这种汗液临床罕见。因此，需要改变理解的思路。

　　我们知道，人体汗腺包括外分泌腺及顶浆分泌腺两大类。外分泌腺分布全身，分泌物几乎都是水；顶浆分泌腺分布在腋下、乳晕、外生殖器、肛门等处，其分泌物多是油脂，被细菌分解后有臭味，这些油性黏液的分泌物含有脂肪酸，脂肪酸被空气氧化后即为黄色。出汗过多湿透衣服，脂肪酸也随汗液留在衣服上，水分挥发后，脂肪酸并不消失，氧化后使衣服变色。如果患者未能及时更换衣服，久之便会出现"汗沾衣，色正黄"了。有人会问：桂枝汤证、白虎汤证出汗也很多，为什么没有这种情况呢？合理的解释是，顶浆腺分泌少，外分泌腺分泌多，外分泌腺基本上都是分泌水分及很少的盐类。

据此可知，如果患有某些疾病，导致顶浆腺分泌亢进，脂肪酸分泌增多，则容易引起黄汗。不妨按照这一思路进行逆向推导：汗腺中脂肪酸↑→血液中脂肪酸↑→内分泌及代谢性疾病。糖尿病属于全身性代谢性疾病，影响糖、脂肪及蛋白质代谢。脂肪代谢紊乱可以导致高脂血症，血中的游离脂肪酸水平升高时，汗液中的脂肪酸浓度可能会相应升高。这是基于病理生理层面的逻辑推理。我们再看看其他方面是否有支持糖尿病的蛛丝马迹。

糖尿病的症状包括本身的症状与并发症的症状，条文中有"渴"，符合糖尿病症状。其并发症很多，出现自主神经病变时，患者可以出现发热感，还会引起出汗增多，条文中的"发热""汗出"符合这一并发症的表现。当然，此处只言发热，没说恶寒，不能作表证看待。还需要知道，古人没有体温计，发热只是凭借患者与医者的感觉，故此处的发热未必就是体温升高。条文还说"身体重""状如风水"，提示患者有水肿。糖尿病可以出现水肿，当出现糖尿病肾病时，低蛋白血症也可以导致水肿。糖尿病可以先出现并发症的表现，或者其自身的症状不典型。

站在糖尿病的角度来看，条文可以解释顺畅，因此，黄汗病最大的成因应该是糖尿病，至少是内分泌及代谢性疾病。

"师曰：以汗出入水中浴，水从汗孔入得之。"这只是古人朴素的认识，生活的经验告诉我们，这种观点不靠谱。小时候，赤日炎炎的六月天，为了消暑降温，我常常一身大汗急不可待地钻到水库里，那时的衣服也并没有"色正黄，如药汁"。也有人认为，古人限于卫生条件，池塘等水源被细菌污染，入浴后，汗腺感染了某种细菌，这种细菌分泌物呈黄色，从而表现为沾衣色黄。假设这一观点成立，那患者渴、水肿等又该如何解释呢？

057 * 桂枝加黄芪汤与糖尿病并发症

　　黄汗之病，两胫自冷，假令发热，此属历节。食已汗出，又身常暮盗汗出者，此劳气也。若汗出已，反发热者，久久其身必甲错，发热不止者，必生恶疮。若身重汗出已，辄轻者，久久必身，即胸中痛。又从腰以上汗出，下无汗，腰髋弛痛，如有物在皮中状，剧者不能食，身疼重，烦躁，小便不利，此为黄汗，桂枝加黄芪汤主之。（十四·二十八）

　　这一条也是黄汗的证治，内容比较多，涉及相关的鉴别诊断，属于桂枝加黄芪汤证的条文是"黄汗之病，两胫自冷……食已汗出……又从腰以上汗出，下无汗，腰髋弛痛，如有物在皮中状，剧者不能食，身疼重，烦躁，小便不利，此为黄汗，桂枝加黄芪汤主之"。从黄芪芍药桂枝苦酒汤条文的解读可知黄汗病是糖尿病及其并发症的表现，本条也从这一方面来分析。

　　"两胫自冷"，是两小腿以下发冷，这是糖尿病并发症的神经病变。神经病变包括多种类型，主要有对称性多发性神经病变及自主神经病变。对称性多发性神经病变有一种类型是感觉性周围神经病，几乎发生于所有的糖尿病患者，主要影响下肢远端，双足麻木或疼痛，出现短袜样感觉减退或痛觉过敏，出现温度觉的丧失就可以表现为"两胫自冷"。"食已汗出"也多见于糖尿病的神经病变，一般以嘴唇及口周比较明显。

"又从腰以上汗出，下无汗"，也就是上半身多汗，下半身少汗。"下无汗"不是一点都不出汗。少汗见于皮肤受损汗腺萎缩、药物因素等，但这些与本条文的关系不大。糖尿病的神经病变损害支配汗腺分泌的自主神经，从而导致下半身汗液减少。陈灏珠等主编的《实用内科学》第 11 版 957 页关于糖尿病并发症有这样的论述："当自主神经累及后有瞳孔对光反射消失，缩小而不规则，但调节正常；上身多汗，下身少汗……尿潴留或小便失禁、淋漓不净；顽固性腹泻或便秘、下肢水肿等。当膀胱麻痹后，很易引起泌尿系统感染，后患常严重。"

"腰髋弛痛"，这是腰大肌、臀肌等腰部肌群受累的症状。"如有物在皮中状"，这是感觉神经受累所见的蚁行感。"剧者不能食，身疼重，烦躁，小便不利"，这是病情严重时的表现，有可能是并发酮症酸中毒，这种情况不是桂枝加黄芪汤所能治疗的。

058 ＊ 小半夏汤证，"哕"从何来

　　黄疸病，小便色不变，欲自利，腹满而喘，不可除热，除热必哕，哕者，小半夏汤主之。（十五·二十）

　　本条接在大黄硝石汤之后，彼证为"小便不利而赤"，此证为"小便色不变，欲自利"，很显然，两条应放在一起以对举。"黄疸病"更多的意义在于病史的叙述，是说患者既往患黄疸病，但目前未必有明显的黄疸，最合适的解释是，患者为慢性肝炎，尤其是乙型肝炎。"小便色不变"是相对于"小便不利而赤"而言的，不是说患者小便颜色正常，而是没有像上一条那样深浓。"腹满而喘"，这是大量腹水的症状，腹水造成膈肌上抬，影响肺的下移，表现为呼吸困难。腹水压迫膀胱，膀胱的有效容量减少，出现小便次数增多，表现为小便的"欲自利"。"哕"是呃逆的意思，俗称打嗝，为膈肌痉挛的症状。能够增加腹内压，或是刺激膈肌的任何因素均可诱发呃逆，腹水恰恰满足这两个方面。大量腹水增加腹内压，同时也刺激膈肌，因而导致呃逆。

　　条文说"不可除热，除热必哕"，这句话简直是飞来之语！

其一，"热"自何处来？条文里找不到证据。其二，因为误治而出现"哕"的情况毕竟不多。其三，这句话插在这里影响了"文气"，不能一气呵成读完，中途被强行打断。因此，考虑为后人添加的注释之语。

059 *"心中懊憹" 是什么感觉

栀子豉汤条文屡屡出现"心中懊憹",这是一种什么样的感觉呢?我们来深入分析。

大多数学者认为"心中懊憹"是心中烦乱不安;大塚敬节在《临床应用伤寒论解说》中认为是"胸中苦得无法形容"。我们觉得这些解释过于抽象,不能体现古人要传达的信息。那么,古人到底想告诉我们什么呢?

首先,我们要明确"心中懊憹"描述的是精神层面的痛苦还是身体层面的痛苦?"心中"是部位名词,相对于"心下"而言,其位置应该在剑突附近。剑突下谓之"心下"。在栀子豉汤条文中,还有"心中结痛"的描述,与"心中懊憹"部位相同,只是性质有别。除此之外,还可见到"胸中窒"。"胸中"的位置应该比"心中"更高一些。既然部位明确,就应该是身体上的不适,而不能理解为精神症状。

其次,从条文可以看出,大凡出现"心中懊憹"者,都与"下"法有关。除了"栀子豉汤"条文,大陷胸汤条文也有"心中懊憹",也有"医反下之"。古人常用巴豆等丸药来"下"。据此推测，"心中懊憹"极有可能是巴豆造成的化学性胃炎。巴豆对消化道黏膜有强烈的刺激作用，刺激食管黏膜可以引起"胸中窒"，对胃黏膜刺激则引起"心中懊憹"，严重者表现为"心中结痛"。退一步讲，即使不是巴豆，换作其他泻下药物，对消化道黏膜也可能造成不良刺激。因此，药物刺激是"心中懊憹"不能忽视的成因。

再次，有人把"懊憹"解释为嘈杂，有道理！嘈杂即似饥不饥、似痛不痛，且有灼热感，好像"心中如啖蒜齑状"。蒜齑味辛，食后导致胃黏膜充血，与巴豆刺激胃黏膜的情形类似。

阳明病，下之，其外有热，手足温，心中懊憹，饥不能食，但头汗出者，栀子豉汤主之。（228）

这一条，在"心中懊憹"之后有"饥不能食"，可知，"心中懊憹"应该属于胃部症状，这两个症状之间似有因果关系。其他条文中还出现"舌上苔"，也暗示患者饮食减少。通常，人体对舌苔有自净功能，咀嚼过程中，舌头参与食物的搅拌，舌苔在摩擦中减少，当患者进食固体食物减少时，舌苔缺乏自净机会，表现为"舌上苔"。

在栀子豉汤的众多条文中，有的条文出现诸如"虚烦不得眠"之类的精神症状，这是脱水的表现，并不是栀子豉汤证的核心内容，也就是说，栀子豉汤的根本使命不是除烦。再说，患者的精神症状是脱水的结果，当然也和热性病有关。同时，因为"心中懊恼"等消化道不适而减少饮食，脱水的症状不能及时得到纠正，用栀子豉汤解除消化道症状，患者恢复正常饮食，随着脱水的纠正，精神症状也会得以缓解。

　　大塚敬节先生在《汉方诊疗三十年》中介绍了用栀子、甘草及单用栀子分别治疗食管炎和食管息肉，均取得了满意疗效。食管炎和食管息肉都不是外感热病，也没有明显的精神症状，据此推测，栀子豉汤原本就是治疗食管及胃疾病的，无关热病及精神症状。后来，此方被借用来治疗外感热病，于是派生出清热除烦的功用。

060 ＊ 桂枝加龙骨牡蛎汤与神经衰弱

夫失精家，少腹弦急，阴头寒，目眩，发落，脉极虚芤迟，
为清谷，亡血，失精。脉得诸芤动微紧，男子失精，女子梦交，
桂枝加龙骨牡蛎汤主之。（六·八）

这段条文比较繁杂，可以简化为"失精家，少腹弦急，阴头
寒，目眩，发落，桂枝加龙骨牡蛎汤主之"。其他部分都是解释
性内容。"失精家"，是指容易遗精、滑精的患者。"少腹弦急"
是下腹部腹直肌紧张。"阴头寒"，暗指阴茎不能充血，属于性功
能障碍。"目眩"即眼花，视物模糊，有版本作"目眶痛"。"发
落"，当为斑秃，而不是男性型秃发，斑秃为突发性斑片状脱发。
这些症状可以用神经衰弱来解释。其中，"失精""阴头寒"是植
物神经功能紊乱导致的，还可以出现心悸、尿频、多汗等症状。
"少腹弦急"则属于紧张性疼痛，而紧张性疼痛以头痛最常见。
"目眶痛"也是头痛的一个方面。"目眩"为视疲劳。"发落"与
睡眠障碍有关，交感神经兴奋导致发根部毛细血管收缩，毛发营
养不良而脱落。至于那些脉象，多数与交感神经兴奋有关。

神经衰弱时，性神经出现虚性兴奋而梦遗，用桂枝加龙骨牡蛎汤镇静神经，后世用于治疗小儿遗尿症、小儿夜惊症、自汗、盗汗、眼睛疲劳、窦性心动过速、心脏神经官能症等。

061 * 风引汤与乙脑恢复期

风引汤，除热瘫痫。（五·五）

方后云：治大人风引，少小惊痫瘛疭，日数十发，医所不疗，除热方。

"风引汤，除热瘫痫"，从字面上理解，风引汤治疗的目标为发热、瘫痪及癫痫发作，这里只谈症状，没有病名。那么，同时具备这三个症状的疾病是什么？推测应该属于中枢神经系统感染，感染引发脑实质损害，导致肢体瘫痪、继发性癫痫及脑功能障碍，而发热则是感染的常见症状。

从西医学来看，乙型脑炎可以同时出现上述表现。本病的典型病程分为初热期、极期、恢复期及后遗症期。大多数患者经过3～10天的极期后进入恢复期，此期体温开始下降，意识障碍逐渐好转，其中，脑组织损伤较重者，需要1～6个月逐渐恢复。在恢复期可以出现中枢性发热，低热持续不退达2周以上，符合条文的"热"；可以出现肢体强直性瘫痪，符合条文的"瘫"；可以出现癫痫样发作，符合条文的"痫"。进入后遗症期后，发热症状会消失，仍可以遗留瘫痪及癫痫样发作。因此，乙型脑炎恢复期最有可能出现"热、瘫、痫"。此处仅以乙型脑炎为例进行分析，其他的中枢神经系统感染也可能会出现这些表现。

　　"少小惊痫瘛疭，日数十发"，极有可能是婴儿痉挛症。婴儿痉挛症是癫痫的一种类型，多在生后 3 ～ 9 个月发生，符合"少小"的年龄段；表现为突然短暂的、全身性肌肉强直性抽动，以屈肌为主，每次发作时颈部屈肌痉挛呈点头状，上肢屈曲上举，下肢亦蜷曲，这些症状符合"瘛疭"表现；每次痉挛可伴有发声，符合"惊痫"；每次发作极为短暂，持续 1 ～ 1.5 秒，但可连续发生数次至数十次，符合条文"日数十发"。

062 * 肾着病与腰椎间盘突出症

　　肾着之病，其人身体重，腰中冷，如坐水中，形如水状，反不渴，小便自利，饮食如故，病属下焦。身劳汗出，衣里冷湿，久久得之。腰以下冷痛，腹重如带五千钱，甘姜苓术汤主之。（十一·十六）

　　肾着病颇类似于今天的腰椎间盘突出症，何以见得？

　　"腰以下冷痛"是下半身的异常感觉，当椎间盘突出压迫坐骨神经时，可以出现该症状。如果压迫马尾神经，又会出现小便失禁。条文的"小便自利"可否理解为尿失禁？"身劳汗出，衣里冷湿，久久得之"是本病的成因，但只是一种臆测。对于劳力之人而言，反复弯腰容易导致腰椎间盘的积累损伤，的确是本病发生的重要诱因。

　　"腰中冷，如坐水中，形如水状"通常的解释是腰冷像坐在水中，形体像水肿的样子。如果换个角度来看，可能更有趣。试想，谁没事坐在水中呢？"坐"，古汉语里有坐罪之义。将其理解为坐水牢更能够合理解释"腰中冷"。"形"理解为行走的姿态，"水"，作动词看，理解为涉水渡河，那么就更贴近腰椎间盘突出症的表现了。涉水过河先是伸出一只脚，走稳后，再跟上另一只脚，有时还要借助于拐杖。对于腰椎间盘突出症的患者而言，其人行走的样子与涉水姿势高度相似。"水"若作名词来看，则"水状"令人费解？水本身就无形无状。若认为是水肿，则直言如"肿状"不是更精确吗？这只是我们的延伸解释，姑妄言之，姑妄听之吧。

063 * 旋覆代赭汤与吞气症

伤寒发汗，若吐若下，解后，心下痞硬，噫气不除者，旋覆
代赭汤主之。（161）

"伤寒发汗"，这是伤寒治疗之正常措施。"若吐若下"，若，
为假设之意，即假设医者采取吐法或下法，此必有可吐可下之
证。"解后"，原本症状完全消失，其后为吐下之变证。"心下痞
硬"，为胃蠕动下降，按压局部有抵抗感。"噫气不除者"，"噫
气"即嗳气，有人解释为呃逆，但生姜泻心汤条文有"干噫食
臭"，因此，噫气作嗳气解较为合适，而呃逆通常称之为"哕"。
"不除"，可能是此前用过其他治疗方法，比如生姜泻心汤，但疗
效不满意。"噫气"属于胃肠功能性疾病，未必与吐下有直接关
系，吐下充其量是其诱因。

从西医学角度来看，本条的"噫气不除"颇类似于吞气症。
吞气症又叫神经性嗳气，表现为患者反复发作的连续性嗳气，其
人存在不自觉地反复吞入大量空气，感觉胃肠道胀气，企图通过

反复嗳气来解除腹部不适，形成"吞气→不适→嗳气→缓解→吞气"的循环，旋覆代赭汤可能起到打断该循环的作用。本病常常伴有焦虑，旋覆代赭汤是否具有镇静作用呢？值得研究。

064 * 大承气汤攻下的背景

　　有关大承气汤的条文非常多，我们择其要者进行讨论。其中，有多条论及"燥屎"，可知"燥屎"是使用大承气汤的重要着眼点。"燥屎"本为干结的粪便，是热性病代谢亢进、脱水及肠功能障碍的结果。条文强调燥屎在"胃中"，此处的"胃中"显然是结肠，古人因为对解剖学认知的局限，把整个结肠也纳入"胃中"，因此，《伤寒论》中的"胃"并非西医学的胃。应该指出，干结的大便在胃中才称之为燥屎，一旦排出体外，则失去原有的临床意义，也就是说，燥屎是医者通过临床表现判断出来，使用攻下方法排出体外得以证实的粪便，在攻下之前，燥屎是不可见的。那么，如何判断胃中有燥屎呢？从条文来看，通过谵语、潮热，不能食、汗出、心中懊侬而烦、腹满痛、喘冒不能卧等症状进行判断。当然，这些症状需要与不同的背景相结合才有判断价值。

　　攻下"胃中"燥屎是大承气汤的重要使命。燥屎是疾病发展到一定阶段的必然产物，从这个角度来看，属于病变结果。但古人认为燥屎还是致病因素，会进一步对身体造成损害，因此，有必要将其驱除，这只是朴素的认识。假设，采用手术的方法把肠腔的燥屎拿掉，患者的病情是否就随之而愈呢？答案自然是否定的！燥屎的排出是人体在药物作用下肠蠕动的恢复，当然，还有其他因素的共同参与，因此，代表了整个机体状态得以改善。所谓的攻下，也自然不是针对燥屎而言，在燥屎被排出的同时，其他形成燥屎的因素也得以控制。恰如两军作战，攻占敌方阵地后，砍掉敌方旗帜，换上我方旗帜，说明敌方捍卫旗帜的力量已经清除。燥屎与旗帜一样，都具有象征意义。

大承气汤证多见于感染性疾病的极期，此期代谢亢进，体温升高导致潮热、汗出，脑功能受损则谵语，严重时，"发则不识人，循衣摸床，惕而不安，微喘直视"；病原体的代谢产物可以抑制胃肠道平滑肌蠕动，导致腹胀、不能进食及心中懊侬等；腹胀严重时，影响膈肌下移而表现为喘满；发热时，脉搏通常加快。但由于感染导致代谢性酸中毒，饮食摄入不足而缺水，尿少时经过肾脏排钾减少，都可以导致高钾血症，引起心动过缓，表现为"脉迟"，存在高血容量时，脉象则为滑脉。

值得一提的是，少阴病也可出现大承气汤证。阳明病与少阴病的表现截然相反，但大承气汤证却均可出现，该如何看待？《伤寒论现代解读》（李同宪、李月彩著）认为："大承气汤证与内毒素引起的全身炎症反应综合征、多脏器功能障碍及衰竭关系密切，它们是一个证态。"内毒素是革兰阴性菌细胞壁中的一种脂多糖，高度耐热。当细菌死亡或自溶后，释放大量内毒素进入血液，即形成内毒素血症。内毒素血症可以引起心衰、肾衰及感染性休克，当出现急性肾衰时，可以表现为阳明病的相关症状；当出现休克时，则表现为少阴病。血液中的内毒素主要来源于肠道，肠黏膜屏障被破坏后，内毒素及细菌可吸收入血。"少阴病，自利清水，色纯青"会不会是内毒素刺激肠黏膜异常分泌呢？大承气汤的攻下作用无疑会减少内毒素的吸收，同时也起到抑制肠道细菌生长的作用。当然，对内毒素的干预也只是大承气汤作用的一个侧面，至于更加微观的治疗作用，比如对于免疫的影响等暂且不论。

065 * 猪膏发煎的秘密

诸黄，猪膏发煎主之。（十五·十七）

胃气下泄，阴吹而正喧，此谷气之实也，膏发煎导之。
（二十二·二十三）

第一条"诸黄"含义不明。"诸"不是所有的意思，很显然，
猪膏发煎不是一切黄疸的通治方，否则，其他黄疸之方岂不成了
多余。从条文很难理解本方所主为何种黄疸，不妨从方剂的用药
进行分析。"膏"有肥肉之意，因此，猪膏当为猪板油或猪大网
膜之油脂，富含胆固醇。头发的主要成分为角质蛋白，可以进一
步分解为氨基酸。高胆固醇饮食可能促进胆汁的排泄，加速胆
红素的排出。同时，游离胆红素在肝脏转化为结合胆红素，与胆
汁酸一起分泌入毛细胆管形成胆汁。当患者营养不良或长期低脂
肪饮食时，体内的胆汁酸因胆固醇减少而合成不足，可能会影响
胆汁的生成，从而影响胆红素的排泄。结合胆红素属于脂溶性物
质，不溶于水。因此，补充胆固醇可能促进胆汁酸的合成，从而

利于胆红素排泄。

　　第二条的"胃气下泄"与"此谷气之实也"皆属于病机论述，主症为"阴吹而正喧"。"阴吹"，是阴道内向外排气并发出响声；"而"连词；"正喧"，喧，是声音大之意，是说处于阴吹发作时刻。关于"阴吹"，有观点认为是阴道直肠瘘，肠腔气体经过阴道排出。但这种情况见于先天发育畸形，发病率很低，似乎不该进入古人的记录。也就是说，条文记载的应该是当时发病率较高的疾病，不应该是罕见病。

　　除此之外，其他因素也可以导致阴吹。比如阴道内细菌感染，微生物在繁殖过程中产生气体，临时储存在腔内，在劳动或改变体位及腹压增加时，气体被迫排出而出现阴吹。还有就是产伤所致。正常情况下，女性盆底组织比如肌肉、筋膜等对阴道壁有提托作用，使得阴道前后壁贴合而管腔消失，加之大小阴唇闭合使得阴道内成为死腔，气体不得进出。分娩则导致盆底组织损伤或松弛，失去了对阴道壁的提托，使得解剖学结构发生变化，阴道壁不能贴合而空气自由进出。当吸气时，阴道内形成负压，气体进入深处；当劳动等增加腹压时，气体被动排出，从而出现阴吹。

　　对于上述几种情况来说，猪膏发煎比较适合最后一种阴吹，其发挥的应该是补充营养作用。该方含有大量胆固醇，以及乱发融化之后的氨基酸等，这些物质对于盆底肌肉与筋膜的修复可能有一定的帮助。猪油民间又叫作"大油"，味道香，热量大，古人将其视为重要补品。从这个角度来看，条文所述更倾向于产后损伤导致的阴吹。

066 * "痛而闭" 是什么状态

痛而闭者，厚朴三物汤主之。（十·十一）

本条置于"腹满"篇，因此，应该有腹满症状。除了腹满之外，患者还有腹痛。"痛而闭"："痛"为腹痛，这种腹痛应该是肠胀气引起的，不属于痉挛性疼痛；"闭"，《皇汉医学》认为是大便秘结，但还应该包括肛门不排气，结合腹满来看，应该是属于麻痹性肠梗阻。对于麻痹性肠梗阻来说，肠道平滑肌失去蠕动能力，因此，不存在肠绞痛，此处的腹痛不应该是痉挛性疼痛，但由于肠管高度膨胀，表现为腹部持续性胀痛。厚朴生姜半夏甘草人参汤证也有腹胀满，但其人没有便秘或肛门排气停止，这是二者的重要区别，应该也是完全性梗阻与不完全性梗阻之区别吧！

067 * 麻黄细辛附子汤与感染性休克

少阴病，始得之，反发热，脉沉者，麻黄细辛附子汤主之。（301）

传统观点认为，本条是少阴之体复感风寒，用麻黄、细辛发散外邪，用附子温补虚寒体质。但条文说"始得之"，可知此处的少阴病并非是慢性病。"脉微细，但欲寐"是少阴病提纲条文，这两个症状提示患者循环功能不佳，精神状况较差。"始得之"，可知从发病一开始就出现这种状态，足见来势之突然。

通常，少阴病代谢低下，产热不足而恶寒，不应该出现发热，"反发热"，说明发热与少阴病并见是反常的现象。发热的情况下，血容量增加，皮肤血管扩张，血液趋向于体表，由此常出现浮脉，但"脉沉"说明发热并没有激起循环系统的相应反应。在"少阴病""发热""脉沉"三者之间，脉沉与少阴病的表现相一致。事实上，本条就是两个状态，即少阴病的循环不佳及体温升高。

那么，能够引起这两个状态的原因又是什么呢？最有可能的是感染性休克。一方面，感染引起体温升高，人体借助发热以抗击病毒；另一方面，病原体释放的毒素及代谢产物导致毛细血管扩张，血浆外渗，有效循环血量减少，进一步发展为休克。"始得之"提示病情来势快，因此，病毒感染的可能性更高一些。

我们不妨看看《名方广用》的一则医案，或许对于理解条文有所帮助。

王某，女，2岁。患儿高热，咳喘，时而抽搐，已10余日，住某医院诊断为小儿病毒性肺炎。曾用大量抗生素，并输血输氧，体温一直在 39.5 ～ 41℃，病情危重，邀余会诊。

诊见：患儿高热，面色苍白，面微肿，印堂色青，口唇发绀，神识朦胧，咳喘急促，呼吸困难，身无汗，腹胀大，四肢厥冷，二便失禁。舌质淡，苔少，脉沉细，指纹青紫。此为寒邪闭郁于表而发热，寒邪闭肺而咳喘，入里而伤于阳。治以兴阳解表，温经发汗。方用麻黄细辛附子汤治之。

处方：麻黄 3g，细辛 1g，附子 3g。1 剂，水煎服。

二诊：药后手足转温，头身微汗出，热势退却，体温降至37℃，喘促渐平。此阳气已复，表邪已解，但肺气未复。再服以生脉散加芦根、黄芪、玉竹 1 剂，继以党参、白术、茯苓、甘草、黄芪 1 剂，病愈出院。

（以上为医案内容）

案中患儿有发热，表现为少阴病，脉也沉细，只不过病程有所不同，不是"始得之"。即使如此，这则医案也可以视为本条文最形象的注解！

　　我们再换个角度看看麻黄细辛附子汤的煎煮法："以水一斗，先煮麻黄，减二升，去上沫，内诸药，煮取三升，去滓，温服一升，日三服。"区区三味药，竟然用一斗水来煎煮，而且煎煮麻黄就要蒸发二升水，然后从八升再煎到三升。麻黄久煎还能发汗吗？麻黄附子甘草汤，麻黄先煎煮一两沸，也只能"微发汗"。很显然，本方用麻黄绝不是为了发汗！与细辛、附子配伍，应该是抗休克。

　　四逆汤用于吐下等体液丢失导致的休克，属于低血容量性休克；麻黄细辛附子汤所主的则是感染性休克，是毛细血管通透性升高，体液外渗到组织间隙所致。四逆汤的治疗重点在于锁住水分，用干姜甘草对抗体液丢失；麻黄细辛附子汤的治疗则是收缩血管，减少体液外渗，维持有效循环血量，在古人眼中，它担负着不寻常的使命，解决的是急症，绝不是今天所言的"太少两感证"。

068 * 谁的"妊娠"会"呕吐不止"

妊娠，呕吐不止，干姜人参半夏丸主之。（二十·六）

孕早期，胎盘分泌人绒毛膜促性腺激素（HCG）。HCG 水平升高刺激下丘脑呕吐中枢，导致孕妇恶心并呕吐，以早晨呕吐多见，这属于早孕反应。通常，这种呕吐比较轻，没有脱水，也不需要治疗。孕早期，患者除了闭经及呕吐外，其他妊娠征象并不明显，古人遇到这种情况未必能够判断为妊娠，因此，孕早期的呕吐并不符合条文。

"妊娠"，应该有明确的腹部膨满征象。"呕吐不止"应该是无法控制的呕吐，本条所述当属于妊娠剧吐。与早孕不同的是，妊娠剧吐容易出现体重减轻，以及脱水和酮症酸中毒，其治疗主要是静脉补液、止呕及暂时禁食。古代没有静脉补液，只能通过止呕及禁食来治疗。

另外，葡萄胎初始也表现为早孕，同样会出现恶心、呕吐，增生的滋养细胞分泌大量 HCG，其呕吐往往比正常的妊娠更加严重。而且，葡萄胎患者子宫增长速度快，很容易被判作妊娠。因此，"妊娠，呕吐不止"也可能出现在葡萄胎患者中。

069 * 牡蛎泽泻散与营养不良性水肿

大病差后，从腰以下有水气者，牡蛎泽泻散主之。（395）

"大病"，当属某些重症急性传染病，影响重要器官功能。"差"，《皇汉医学》本条说："差同瘥，然与愈之全治异，是过半治尚未全治之义也。"因此，"大病差后"应该是大病明显好转，但尚未完全治愈，属于恢复期。"从腰以下有水气者"，"水气"即水肿，"腰以下"提示水肿容易发生于下垂部位。

水肿为继发于"大病"之后，当属营养不良性水肿。我们知道，感染性疾病长期发热代谢亢进导致组织分解，机体呈现消耗状态，通常影响胃肠功能，出现进食减少，甚者不能饮食，机体出现负氮平衡，导致低蛋白水肿，水肿多从足部开始，逐渐向全身蔓延。"从腰以下有水气者"则是局限于下半身，此种水肿为凹陷性，被后世称之为虚肿。

070 * "少腹急结"是疾病在下腹部的反应

太阳病不解，热结膀胱，其人如狂，血自下，下者愈。其外不解者，尚未可攻，当先解其外；外解已，但少腹急结者，乃可攻之，宜桃核承气汤。（106）

"少腹急结"是桃核承气汤的腹证，也是瘀血腹证之一。《皇汉医学》说："仲景曰热结膀胱，又称少腹急结。然由余多年之经验，此急结存于膀胱部位者较少，而常位于下行结肠部，即以此部分，沿其横径，向腹底，以指头擦过的强按压而触知坚结物，病者诉急痛者，当以之为少腹有急结。"按照汤本求真先生的经验，"少腹急结"应该有如下特征：

部位：下行结肠部。

刺激强度：以指头擦过的强按压。

性质：患者的一种反应。

主观：病者诉急痛。

客观：医者触知坚结物。坚，硬而有抵抗感；结，条索状凝聚物。

汤本求真还说，若于下腹部触知抵抗物，按之而觉疼痛，且否定为宿便、结石、寄生虫、子宫妊娠等，则悉可指为瘀血，宜选用治瘀血剂，而以此抵抗物及压痛称为瘀血之腹证。据此可知，瘀血的腹证属于排除性诊断，"少腹急结"也是要排除这些情况的。

那么，"少腹急结"又是什么呢？《汉方选用医典》关于瘀血的腹部证候是这样描述的："提到成因，古代中国的医师，把脐部周围的抵抗叫作血块，以为是古血的决块。但是到了最近，对中医术也有相当造诣的二三位外科医师在开腹手术时详细加于检验结果，并未发现有任何血块或什么东西在里面，有这样的报告。因此认为大概在筋肉的一部分以反应点而表现的凝硬或压痛。如胃部不好时，背部会痛的情形一样，为我们日常所常经验……"从藤平健先生的论述可知，"少腹急结"的本质也应该是疾病的反应，并不存在具体的局部病变，是他处的病变通过神经反射导致腹壁紧张及压痛敏感。

腹证体现了古代医生的一种思维方式。不能在微观层面对疾病进行深刻认识，只能从宏观层面来寻找治疗的抓手，腹证便是抓手之一。把腹部的抵抗与压痛归结为高度抽象的"瘀血"，然后用这个概念来指导下一步的治疗，至于局部是否真的存在"瘀血"，却从未有人进行解剖层面的验证。我也曾听到老人们讲述民间的一些奇妙的治术，如治疗蛇头疔（即脓性指头炎），并不去切开指端减压，而是先检查患者的后背，发现有一根向上的汗毛，同时毛根处发红，用缝衣针去挑汗毛的根部，挑出丝状物并挑断，然后，患者的手指疼痛便减轻了。这种思路与"少腹急结"殊途同归。可以推测，"少腹急结"也应该是医学早期的诊疗产物，不知道什么病，偶然摸到压痛点，提出瘀血的假说，然后以此施治有效，于是总结了瘀血腹证的经验。

071 * 葵子茯苓散治的是哪种水肿

妊娠有水气，身重，小便不利，洒淅恶寒，起即头眩，葵子茯苓散主之。（二十·八）

"妊娠有水气，身重，小便不利"，是指怀孕期间出现水肿。妊娠期水肿有多种情况，包括生理性水肿与病理性水肿两大类，前者与水钠潴留及子宫压迫有关，后者涉及的器官较多，如心、肝、肾等脏器疾病，以及妊高征（妊娠高血压综合征）、营养不良等。因此，单凭水肿及小便不利难以明确具体病因。

再看"洒淅恶寒，起即头眩"。"恶寒"即怕冷；"洒淅"修饰"恶寒"。《皇汉医学》云："洒淅恶寒者，如被注水之恶寒也。"条文只言恶寒，没说发热，不考虑外感病。首先，从西医学来看，甲状腺功能减退症可以导致明显的怕冷，但妊娠合并该病症并不常见。本条所述应该是常见病，发病率不支持甲状腺功能减退症。其次，需要考虑贫血。妊娠期红细胞及血浆容量均增加，但后者的增加幅度超过前者，因此，血红蛋白因血液稀释而降低，表现为贫血。妊娠合并贫血也是很常见的，重度贫血时可以出现基础代谢增加，由此出现低热。当体内外温差较大时，患者表现为恶寒。"起即头眩"也应该是贫血症状。条文没有涉及其他脏器疾病的相关症状，因此，推测为妊娠期生理性水肿伴有贫血的状态。

072 ＊ 茵陈五苓散证与急性肝炎

黄疸病，茵陈五苓散主之。（十五·十八）

"黄疸病"是什么病？顾名思义，应该是以黄疸为主要表现的疾病。从黄疸的类型来看，溶血性黄疸在古代发病率很低，胆汁淤积性黄疸通常使用含有大黄、栀子的利胆处方，先天性非溶血性黄疸发病率更低，因此，我们考虑"黄疸病"应该属于肝细胞性黄疸范畴。换言之，病毒性肝炎应该是"黄疸病"的主体病种。病毒性肝炎分为急性肝炎与慢性肝炎，"黄疸病"又是哪一类呢？慢性肝炎较少出现黄疸，往往有其他的并发症，不大符合以黄疸为突出表现的"黄疸病"。因此，"黄疸病"应该以急性病毒性肝炎为主。

急性病毒性肝炎又分为黄疸型与无黄疸型。对于黄疸型来说，病程有黄疸前期、黄疸期及恢复期。黄疸前期有畏寒、发热、食欲减退、乏力、恶心、呕吐、腹胀、便秘、腹泻等，有的患者伴有上呼吸道症状，这些症状颇似五苓散证。本期末，黄疸开始出现，先是小便颜色加深，然后巩膜及皮肤逐渐出现黄染。

黄疸期则表现为黄疸明显加深，肝脾肿大、皮肤瘙痒、大便发白等。恢复期则表现为黄疸逐渐消退。对于黄疸期，具有利胆作用的茵陈蒿汤比较合适。那么，茵陈五苓散应该适合于黄疸前期或恢复期，其中，黄疸前期更有可能是茵陈五苓散证。

073 ＊ 谁来做炙甘草汤证的代言人

伤寒，心动悸，脉结代，炙甘草汤主之。（177）

《古本康平伤寒论》云：

伤寒解而后，心动悸，脉结代，炙甘草汤主之。

"伤寒"与"伤寒解而后"有什么区别呢？前者是外感病的现在进行时，后者则是外感病已经过去，目前的表现是伤寒的遗留症状，或者说，是原本的宿疾合并伤寒，伤寒去后，宿疾本来的面目得以体现。我们知道，《伤寒论》里写的并非都是纯粹的外感病，因此，本条的解释采用康平本的内容。

先看第一种情况。假设"心动悸，脉结代"是"伤寒"病引起的，那么，最有可能是病毒性心肌炎之类的心脏病。病毒性心肌炎可以出现心律不齐，符合条文"脉结代"。"脉结代"为脉结或脉代，指脉跳不齐，有间歇。代脉为止有定数，停跳有规律；结脉为止无定数，停跳无规律。代脉应该是早搏呈联律出现，或2度2型房室传导阻滞；结脉则常见于非联律出现的早搏、房颤。

总之，"脉结代"大致可以视为心律失常的代称。病毒性心肌炎是否又符合"心动悸"呢？"心动悸"与"心悸"有别，多了一个"动"字。"动"有摇晃之意，如成语"地动山摇"。很显然，"心动悸"在程度上要甚于"心悸"。"动"，有可能是医者触及的客观体征；"悸"或许是患者主观感觉的症状。我们知道，病毒性心肌炎导致心肌损害，常常出现心功能受损，当心脏收缩力下降时，还能出现"心动"吗？因此，病毒性心肌炎可以出现心悸及脉结代，但心脏或大动脉的搏动尚不足以谓之"心动"。

再看第二种情况。假设既往有"心动悸、脉结代"之宿病，又复感伤寒，其治当先外感后宿病，今伤寒治愈，腾出手来治宿病。这个宿病该是什么病呢？最有代表性的应该是甲状腺功能亢进症（简称甲亢）。甲亢可以出现房颤或早搏，符合"脉结代"；甲亢也会导致心肌收缩力加强，心脏搏出量增加，表现为"心动悸"。不论是心率增加还是减慢，乃至心律不齐，都可以导致心悸。心肌收缩力增加则不仅导致心悸，还可以表现为心动，患者的感觉就像心脏要跳出胸膛一样。可知，甲亢表现完全符合"心动悸、脉结代"，足以担当炙甘草汤证的"代言人"。

《勿误方函口诀》说："故不仅治动悸，而且对人迎旁血脉凝滞，气急促迫者，亦有效。"可知，患者存在颈动脉的搏动亢进。这个体征也可以作为使用炙甘草汤的一个佐证。颈动脉的搏动亢进是心脏高排血量的表现，提示心肌收缩力增强与心室充盈良好，唯此才能形成"心动悸"，也就是说，患者只要具备"心动悸"便可使用炙甘草汤。相反，如果只有"脉结代"，没有"心动悸"，不一定使用本方。比如，一些有早搏的老患者，自己适应了，并没有心慌的感觉。此刻，不能判为炙甘草汤证。相反，一些甲亢的患者，有心悸的症状，但还没有发展到心律不齐，也一样可以使用本方。由此可知，"心动悸"的价值要高于"脉结代"。

074 ＊ 抵当汤证与重症感染

太阳病六七日，表证仍在，脉微而沉，反不结胸，其人发狂者，以热在下焦，少腹当硬满，小便自利者，下血乃愈。所以然者，以太阳随经，瘀热在里故也。抵当汤主之。（124）

太阳病，身黄，脉沉结，少腹硬，小便不利者，为无血也。小便自利，其人如狂者，血证谛也，抵当汤主之。（125）

阳明证，其人喜忘者，必有蓄血。所以然者，本有久瘀血，故令喜忘。屎虽硬，大便反易，其色必黑者，宜抵当汤下之。（237）

病人无表里证，发热七八日，虽脉浮数者，可下之。假令已下，脉数不解，合热则消谷喜饥，至六七日不大便者，有瘀血，宜抵当汤。（257）

在《伤寒论》中，抵当汤证有精神方面的症状，如"发狂""如狂""喜忘"；有脉象的改变，如"脉微而沉""脉沉结""脉数不解"；有腹部的异常，如"少腹当硬满""少腹硬"；有其他表现，如"身黄""大便反易，其色必黑"等。作为外感病，出现这些表现提示感染较为严重。

严重的感染，无论是否涉及中枢神经系统，都会引起神志改变。如果为中枢神经系统感染，除了神志改变之外，还应该有头痛、呕吐，以及其他神经系统症状。条文表现为单纯的"发狂"或"如狂"等，应该是症状性精神病，是继发于感染的一过性脑功能障碍。

脉象的改变通常与发热有关，通常表现为脉搏加快。同时，病原体的毒素对心脏的兴奋及传导系统也造成不同的影响。心跳缓慢及心律不齐也是常见的表现。

下腹部的硬满表现和桃核承气汤证有相同的机理，也属于疾病在腹部的反应点。条文并没有说腹痛，可知胃肠道及其他器官的实质性病变概率较小。"小便自利"是具有鉴别意义的阴性资料，针对"少腹硬满"而言，"小便自利"的目的在于排除尿潴留。

"身黄"提示肝功能异常。严重感染可以导致肝脏损害，影响胆红素处理能力而表现出黄疸，肝脏本身未必有炎症等表现。如果是肝脏本身的疾病，通常还会伴有恶心、呕吐、腹胀等消化道症状，条文没有提到这些，因此，默认为肝脏的继发性损害。

患者出现"大便反易，其色必黑"则反映了上消化道出血，其出血的机制大致有这几个方面：一是严重感染可以导致应激性溃疡，溃疡并发出血；二是某些传染病本身就会导致出血，如流行性出血热、钩端螺旋体病；三是既往有慢性胃及十二指肠疾病，因感染而加重，诱发上消化道出血。

075 * 三物黄芩汤与产褥感染

治妇人在蓐得风，盖四肢苦烦热，皆自发露所为。若头痛，与小柴胡汤；头不痛，但烦热，与三物黄芩汤。（二十一·十一）

本条所述即为产褥感染之表现。"蓐"（rù，去声），指草席、草垫子。"在蓐"，是分娩的另一种说法。"发露"一词始见于汉代，为发觉、揭露之意，与包藏、隐匿相反，词性为动词。《三国志·魏书·袁绍传》云："或有无须而误死者，至自发露形体而后得免。"说袁绍杀宦官，滥杀无辜发展到凡是没有胡须的都被杀，以至于面临被杀的无须者要脱掉衣服露出下体证明自己不是宦官。因此，"发露"是指暴露隐私部位。这段话的意思是说，妇人分娩时感染，出现四肢烦热症状，如果伴有头痛，使用小柴胡汤；如果只是烦热，则用三物黄芩汤。

产褥感染是指分娩时及产褥期的感染，病原体经过生殖道进入机体，引起局部或全身的炎症反应。本条没有提到腹痛、恶露及带下等生殖系统症状，可知局部感染的表现不明显。"四肢苦烦热"则是全身感染的表现，既然是全身感染，极有可能是败血症。败血症也是产褥感染的类型之一，是病原体进入血流并繁殖，产生大量毒素及代谢产物，这些物质刺激机体产生炎症反应，表现为寒战、高热、头痛，以及恶心、呕吐等胃肠道症状。这是典型的小柴胡汤证，条文只提到头痛，省略了其他表现。感染性疾病的头痛常常伴随高热出现，因此，头痛应该暗含了高热。在毒素的刺激下，四肢的小动脉及毛细血管扩张，心脏输出量增加，导致四肢尤其是手心、足心血流量增加，局部产热也增加，这就是"四肢苦烦热"的形成机理。

引起产褥感染的因素很多，最值得一提的是接生人员的手卫生。古代的卫生条件不像今天这样乐观，人们对手卫生的理念也很落后，这也是产褥感染高发的重要原因。维也纳的产科医生伊格兹·塞麦尔维斯于1847年证明产褥热的真正原因是手和产科器械带进了感染因素，通过强制医生用漂白粉溶液洗手后，产褥感染率大为下降。

076 * 竹叶汤与产后破伤风

产后，中风发热，面正赤，喘而头痛，竹叶汤主之。（二十一·八）

本条讲的应该是产后破伤风，理由如下：

《金匮要略》云："新产妇人有三病，一者病痉，二者病郁冒，三者大便难。何谓也？师曰：新产血虚，多出汗，喜中风，故令病痉……"在古代，因消毒条件的限制，产后破伤风发病率很高，"痉"即破伤风，居于产后三病之首位。本条的"中风"与彼之"喜中风"相符合。"中风"有多种义项，有伤寒中风、金疮中风、产褥中风等，很显然，本条的"中风"属于产褥中风。因此，从产后常见病角度来看，支持产后破伤风观点。

本条没有明说"病痉"，但方后云："颈项强，用大附子一枚。""颈项强"应该属于破伤风症状。《本经》云附子主"拘挛"，破伤风的症状属于"拘挛"范畴。"痉"是病名，"颈项强"与"拘挛"是症状，符合痉病的特征。方中使用葛根、防风等药物，葛根汤条文有"项背强几几"，《名医别录》谓防风主"四肢挛急"及"金疮内痉"。从竹叶汤的用药来看，也支持产后破伤风的观点。

　　破伤风为感染性疾病，"发热"是感染性疾病最为常见的症状。"面正赤"是面部充血的表现。古人把红色分为多个类型，正赤应该是其中一个子型。古时以朱为正色，"正赤"当为朱红色。有人以朱砂颜色为朱红，也有观点认为是枣红色。天然的朱砂矿石含有杂质，可能不是鲜红色，应该偏于暗红色。破伤风可以出现咽部肌肉痉挛，喉头阻塞而出现面部紫绀，这种面色可能类似于朱砂的颜色，表现为条文所说的"面正赤"。"喘而头痛"，此处的喘是指呼吸困难，应该与喉头阻塞有关，为通气功能受阻所致，不考虑肺炎等呼吸系统感染。如果是肺部感染，为换气功能受阻，通常会使用麻黄、石膏等，虽然大叶性肺炎也是产后感染之常见病，并且破伤风可以并发吸入性肺炎。"头痛"与"喘"相伴，可能与头面部充血有关，当然，发热、头部血管收缩等因素同样可以导致头痛，从症状层面来看，也符合破伤风的临床表现。

077 * 白塞病的眼部病变

病者脉数，无热微寒，默默但欲卧，汗出。初得之三四日，目赤如鸠眼。七八日，目四眦黑。若能食者，脓已成也。赤小豆当归散主之。(三·十一)

这是白塞病的动态描述，尤其侧重于眼部病变。本病通常先出现口腔病变，其次是皮肤，然后是眼部。眼部的病变发生于溃疡出现数年之后，常见的眼部症状为虹膜睫状体炎，表现为"目赤如鸠眼"。"鸠眼"是眼球内发红，并非球结膜充血。虹膜睫状体炎可伴有前房积脓，这应该是条文所说的"脓已成"。患者眼部病变呈多样性，"目四眦黑"有可能是巩膜的色素沉着，"四眦"则应该涉及双侧眼球。

白塞病是全身性疾病，可以引起心肌炎等心脏损害。"病者脉数，无热微寒"，可知此处"脉数"非发热所致，应该与心脏受损有关。本病常有乏力，表现为"默默但欲卧"。"汗出"，当为自主神经功能紊乱的表现。病情加重时，患者往往有食欲不振，"若能食者，脓已成也"，提示此前饮食减少，由食欲不振转为能食，提示病情有减轻之趋势。

078 * 芎归胶艾汤证的出血特点

师曰：妇人有漏下者，有半产后因续下血都不绝者，有妊娠下血者。假令妊娠腹中痛，为胞阻，胶艾汤主之。（二十·四）

这段条文包含了3种出血情况，即妇人平素的少量子宫出血、流产后出血不止和妊娠期间的出血，其中，妊娠出血伴有腹痛则考虑先兆流产。这4种情况都可以使用芎归胶艾汤。本条涵盖了妇人的不同生理阶段的出血，可知，芎归胶艾汤（即文中胶艾汤）治疗妇人出血具有广泛性，可以视为妇人出血的通治方，包括月经过多、功能性子宫出血等。

除了妇人出血之外，后世将本方用于痔疮出血、肾脏出血、膀胱出血、紫斑病、外伤后内出血、咯血、吐血。《临床应用汉方诊疗医典》说："此方以止各种出血尤其是下半身出血为使用目的。"《经方例释》更是给予至高的定位，谓："此为诸血疾之总治。凡补血、行血之药荟萃于此。"据此，可知芎归胶艾汤为止血之高效方。

当然，高效方不等于万能方，依然需要赋予严格的使用指征才能取效。也就是说，对于什么样的出血使用芎归胶艾汤才有立竿见影的效果呢？

"有半产后因续下血都不绝者"，明示迁延不愈、绵绵不止的出血是芎归胶艾汤证的特点。"漏下"则提示出血量不大，其原因可能与毛细血管脆性过大、小血管收缩乏力及凝血功能下降有关。与三黄汤证或黄连解毒汤证的充血状态相比，芎归胶艾汤证则表现为相对"贫血"，其整体代谢方面也偏于沉衰，面色、腹力及脉象也有相应体现，患者也存在整体或局部寒冷的感觉。如果是下部出血，可存在静脉回流不畅的瘀血状态。其方云："一方，加干姜一两。"干姜辛温以促进血液循环，有助于改善局部的瘀血，刺激代谢也有助于局部血管收缩，这对止血来说是有利因素。方中的艾叶也起到促进代谢的作用。

不妨在方证的比较中寻找定位。与三黄汤证、黄连解毒汤证相比，本方证代谢沉衰，出血量少，无上部充血征；与四君子汤证、六君子汤证相比，本方证胃肠功能又不错，也比较强壮；与当归芍药散证相比，本方证没有水肿等表现，虽然也存在瘀血，但瘀血的影响主要是出血不止，而不是"血不利则为水"。

079 * 桂枝芍药知母汤与风湿热

诸肢节疼痛，身体尪羸，脚肿如脱，头眩短气，温温欲吐，桂枝芍药知母汤主之。（五·十二）

本条所述颇似风湿热的表现。风湿热是由链球菌感染后引起的结缔组织疾病，通常表现为急性非化脓性炎症综合征，临床以关节炎、心肌炎及皮肤损害为常见表现。"诸肢节疼痛"，"诸"有"众"之意，即四肢多个关节疼痛，说明病变范围广泛，为多关节痛。风湿热的关节炎多为游走性、多发性，符合"诸肢节疼痛"，常侵犯肘、膝、腕、踝、肩等大关节。"脚肿如脱"应该是踝关节肿胀。《尔雅》云："肉去骨曰脱。"当关节肿胀或积水时，不大容易触及里面的骨头。"尪羸"是瘦弱的意思，"身体尪羸"就是形体消瘦，因为关节炎症影响患者活动，长期卧床容易导致肌肉废用性萎缩，暗含了病程较长、疾病反复发作的意思。古代限于对疾病的认知，也缺乏对链球菌的有效治疗，因此，风湿热可反复出现，关节炎也经常复发。

"头眩""短气"应该是心脏疾病的症状。风湿性心肌炎常累及心肌、心内膜、心包，心内膜炎时可以累及心脏瓣膜，出现瓣膜的狭窄及关闭不全，严重者可以影响血液流变学，表现为"短气"；由此导致脑部供血不足则出现"头眩"；当出现心衰时，消化道瘀血也可以引起呕吐。但因为心肌炎与瓣膜功能不全导致的心衰不一定出现呕吐，所以，"温温欲吐"还需要作其他解读。我们知道链球菌通常感染咽部，导致咽炎或扁桃体炎，当这些咽部炎症症状明显时，也会出现反射性呕吐。"温温欲吐"应该是恶心的表述，有可能与咽部炎症有关。

080 * 当归贝母苦参丸与妊娠尿潴留

妊娠，小便难，饮食如故，当归贝母苦参丸主之。（二十·七）

本条所述当为妊娠伴发尿潴留。

我们知道，妊娠期因为孕激素分泌增加，导致肠蠕动减慢；不断增大的子宫压迫结肠、直肠也使肠蠕动减慢；后期孕妇活动减少，也影响肠蠕动。这些因素共同导致大便排出困难。因此，有人认为条文的"小便难"应该是"大便难"。大便排出困难容易引起便秘，肠腔粪块积聚较多时，难免对附近的器官造成压迫，当膀胱三角区受到严重压迫时，则出现尿潴留。尿潴留有急性与慢性之别，急性尿潴留通常有腹胀与腹痛，但如果是缓慢进展的尿潴留则可以没有腹痛。孕妇的尿潴留应该属于缓慢进展型，也不像急性尿潴留那样出现尿闭，不过，却通常伴有充溢性尿失禁。

充溢性尿失禁又叫溢出性尿失禁，尿液从过度充盈的膀胱中溢出，尿量可以很小，但常常持续性滴漏，致使漏出的总量较大。这种排尿是被动的，患者即使用力也不能增加太多尿量，古人把这种现象叫作"小便难"。长期的尿潴留可以继发尿路感染，也会加重排尿困难。从大便难→尿潴留→充溢性尿失禁，这就是我们理解"小便难"的思路。

那么，"饮食如故"又传达什么信息呢？提示胃肠功能好，基本排除消化道疾病，食物及水液的摄入正常，大便及小便的生成正常。大便生成正常则是粪块形成的前提；小便生成正常，通常排尿也不会减少，因此，小便难≠小便减少。

我们再看看当归贝母苦参丸的用药。当归、白蜜有润肠通便的作用，针对便秘而设，通大便无疑解除了粪块对膀胱的压迫；《本经》谓苦参治"尿有余沥"，贝母主"淋沥邪气"，很显然，苦参、贝母对于继发的尿路感染有治疗作用。前者治本，后者治标，制方的思路的确很精巧！

081 * 当归四逆汤与低温症

手足厥寒，脉细欲绝者，当归四逆汤主之。（351）

若其人内有久寒者，宜当归四逆加吴茱萸生姜汤。（352）

后世使用当归四逆汤治疗冻疮，冻疮是末梢循环不佳的表现，因此，本条容易误解为冻疮。冻疮可以出现"手足厥寒"，但未必"脉细欲绝"，而且，冻疮在精神上也不一定萎靡。厥阴病作为阴证，大多数表现为精神不振，这是冻疮不能解释的。然而，将这一思路进一步延伸，我们认为低温综合征倒是比较合适的解释。

低体温时，体表温度明显下降，"手足厥寒"是必然现象。寒冷刺激体温调节中枢，激发肾上腺素能神经兴奋，导致外周血管收缩以减少体表散热，"脉细欲绝"就是外周血管收缩的表现。当然，此期已经不是低体温的初期了，体温下降得已经相当低了。患者同时会出现精神错乱，并非单纯嗜睡。因为寒冷刺激，还可以出现冷利尿，表现为大量稀释尿，与肾功能下降有关，同时，抗利尿激素水平低下也是重要原因。大量尿液同样带走一些热量，并导致血容量不足，对于体温的恢复有着不利影响。

我们知道，《伤寒论》并非论述单纯的传染病，其他疾病也会作为鉴别诊断而列入。寒冷刺激也是致病因素之一，从广义来看，同样属于"伤寒"。古代出现极端寒冷气候也非罕见，据有关资料显示，我国历史上多次出现"小冰河期"，第一次出现在商朝末期与西周初期，第二次是东汉末年、三国及西晋时期。极端寒冷气候不仅出现在北方，也波及江南。因此，从大环境上讲，出现低体温是古代某一时期的现象，饥荒、战乱、瘟疫、贫困等因素叠加，更使得低体温变得普遍。在这种情况下，当归四逆汤应需而生。

"若其人内有久寒者"是说患者存在某些基础性疾病，这些疾病为慢性病，通常表现为身体某处寒冷、疼痛，诸如腰椎间盘突出症的坐骨神经痛。这些疾病通常因为寒冷刺激诱发或加重，为此，添加吴茱萸、生姜以加强散寒止痛。从吴茱萸治头痛、生姜止呕来看，患者有可能存在头痛、呕吐的症状。也有人认为当归四逆汤本身应该有生姜，加吴茱萸生姜汤只是增添吴茱萸并增加生姜用量。

082 * 血痹病与代谢性疾病

血痹，阴阳俱微，寸口关上微，尺中小紧，外证身体不仁，
如风痹状，黄芪桂枝五物汤主之。（六·二）

"血痹"为古代病名。从条文来看，其主要表现有两个方面：
一为脉象异常，一为"身体不仁"。

"外证身体不仁"："外证"是相对于腹证及脉象而言的；"身
体"包括躯干部及四肢部；"不仁"与麻木类似，"身体不仁"是
躯干与四肢感觉减退。"风痹"不是后世的"行痹"，与关节炎关
系不大。《晋书》的《高帝纪》载司马懿不想听从曹操的召唤，
以"风痹"病推辞，曹操不信，派人秘密刺探，刺客欲刺之，司
马懿识破真相，静静躺着不动，躲过一劫。由此可见，"风痹"
应该是瘫痪在床的疾病，不应该是关节炎。《金匮要略》云："夫
风之为病，当半身不遂，或但臂不遂者，此为痹，脉微而数，
中风使然。"《千金要方》谓中风有四：偏枯、风痱、风懿及风
痹。可知，"风痹"当为神经系统疾病引起的运动及感觉功能障
碍。"如风痹状"也就是说，"血痹"只有感觉功能障碍，没有风

痹的运动功能障碍。另外，"风痹"应该是中枢神经系统疾病，"血痹"则侧重于周围神经系统疾病，而且，其涉及的范围比较广泛。

《金匮要略》云："问曰：血痹病从何得之？师曰：夫尊荣人，骨弱肌肤盛。因疲劳汗出，卧不时动摇，加被微风，遂得之。"可知，血痹病好发于"尊荣人"，即养尊处优、形体肥胖、体力活动不足之人。从"尊荣人"来看，血痹病应该好发于代谢综合征的人群，饮食条件优越，加之运动量少，很容易出现肥胖、高血压、高血糖、高脂血症等病症，其中，以糖尿病最为重要。由于人体脂肪、蛋白质及碳水化合物代谢发生紊乱，引发神经系统损伤，导致感觉及运动功能发生障碍，"身体不仁"应该是感觉功能障碍。至于"因疲劳汗出，卧不时动摇，加被微风，遂得之"，则是对血痹成因的猜测之语。

再回过头来看脉象。"阴阳俱微"是对脉象的描述：轻取为"阳"，重按为"阴"；"微"，不显，按之模糊，若有若无，不论是轻取还是重按都没有力度。《皇汉医学》说"寸口关上微，尺中小紧"非师之正文，或系注文窜入。此言有道理！脉象代表了外周血管的弹性，暗示血管出现问题。我们知道，糖尿病可以导致血管损害，不论大血管，还是小血管，也不管是动脉、静脉还是毛细血管，都可累及。本条脉象的变化极有可能是糖尿病血管损害的表现。

083 * 泻心汤证与感染性出血

　　心气不足，吐血，衄血，泻心汤主之。（十六·十七）

　　"心气不足"，《千金要方》作"心气不定"，"足"与"定"当为传抄之误。《皇汉医学》说："若心气不足，当和之，而无以大黄剂泻下之理。夫心气者，即精神之意；不定者，变动无常之义也。故心气不定者，精神不安之谓。""吐血"，从字面理解，应该是上消化道出血之呕血。不过，吐血的概念更为广泛，可以包括气管或支气管的出血，也可以包括鼻咽部出血经口中吐出。"衄血"则是鼻出血。合起来看，条文所述就是从口鼻两个途径的出血。因此，本条的意思是在精神不安的前提下，出现吐血及衄血而使用泻心汤治疗。后世医家认为，泻心汤证是头面部处于充血状态，伴精神亢奋、血压升高之上部出血。

　　本条虽然出自《金匮要略》，但所见仍应该是热性病。感染性疾病发热时，机体处于代谢亢进状态，脑功能受影响而精神不安。感染造成血管损害及血液成分改变，如毛细血管通透性及脆性升高，血小板消耗及凝血功能下降，这些因素容易导致出血。

某些传染病本身就有出血表现，如流行性出血热、钩端螺旋体病。有人会说，既往有消化性溃疡的患者也可以因外感病诱发出血，但这并不能解释鼻衄，热性病则可以出现单独的鼻衄。我们来看看流行性出血热的少尿期表现，患者可以有谵语、幻觉，符合"心气不定"；有呕血、咯血、鼻出血、便血、尿血及皮肤出血点，属于广泛性出血；因为尿少而呈现高血容量综合征，血压大多数升高，脉压也增大。这些表现与泻心汤证完全符合。

泻心汤止血途径应该是促进凝血机制，大黄含有鞣质，有收敛作用，对于消化道的出血应该有益。也有观点认为，大黄能够促进盆腔充血，使得血流重新分配以缓解上部充血状态。但对于整体的高血容量而言，这一作用实在是杯水车薪。泻心汤并非单纯的止血剂，还应该有镇静作用，缓解整体的精神不安，"心气不定"是不容忽视的，否则，作为方名的"泻心"二字，岂不成了多余的虚词？

084 * 麦门冬汤与哮喘发作

大逆上气，咽喉不利，止逆下气者，麦门冬汤主之。（七·十）

《皇汉医学》作"火逆上气"，我们认为比较合适。火逆伤津，用麦冬、粳米、人参、大枣等有着落。"火逆"，指使用热力促使发汗，诸如火针、艾灸等，这些治法一方面导致大量出汗而伤津，另一方面造成患者恐惧紧张。"上气"有喘息之意。范行准在《中国病史新义》中说，"哮喘"古时可能也混在"上气"病中。可知本条的"上气"可以释为支气管哮喘。对于哮喘患者来说，精神紧张、情绪激动很容易诱发哮喘。另外，艾灸的气味也容易刺激支气管，诱发气道高反应。"咽喉不利"是气管痉挛而通气不畅的表现，不是咽喉本身的问题。因此，不能将其理解为咽喉炎、扁桃体炎或慢性咽炎，乃至咽喉结核之类的疾病。

085 * 防己地黄汤与血管性痴呆

防己地黄汤，治病如狂状，妄行，独语不休，无寒热，其脉浮。（五·六）

本条出现在中风历节病篇，因此，考虑与脑卒中有关。在脑卒中里，有一种类型叫多发腔隙性脑梗死，可以引起多发梗死性痴呆。此型痴呆即血管性痴呆，发病率位居第二位，次于阿尔茨海默病，患者有痴呆的共同表现。其人格障碍出现较早，当出现暴躁易怒时，类似于条文的"病如狂状"；毕竟不是精神分裂症的狂躁，因此谓之"如狂状"。随着病情进展，患者的判断、推理及记忆力均下降，导致方向感丧失，外出后找不到归途；时间感下降，导致昼夜判断混乱；羞耻感丧失而表现为当众脱衣、大小便。这些行为有悖于常人，因此谓之"妄行"。患者逻辑思维能力及综合分析能力下降，思维能力大大减退；加之近事遗忘，词汇贫乏不能与他人进行有效交流，最终出现重复性的单调的自言自语，从而表现为"独语不休"。"无寒热"则可以排除感染性因素，不支持中枢神经感染导致的继发性精神病。"其脉浮"，不是表证，可能与精神亢奋有关。症为阳证，脉为阳脉，脉症相吻合。

086 * 当归芍药散与先兆流产

妇人怀娠，腹中疞痛，当归芍药散主之。（二十·五）

妇人腹中诸疾痛，当归芍药散主之。（二十二·十七）

两条都是治疗妇人腹中疼痛。龙野一雄在《中医临证处方入门》中说："腹中可解释为腹的深部。疾痛、疞痛均为急痛的意思。"第一条的腹痛出现在妊娠期间，因此，推测其人可能为先兆流产。先兆流产发生在妊娠 20 周之前，先出现少量的阴道流血，继而出现阵发性下腹痛或腰痛，可以出现绞痛，但宫口并没有开，胎膜完整，无妊娠物排出，子宫大小与正常月份一致。如果从字面来理解，"娠"，《说文》有"女妊身动也"的解释。也就是说，"妇人怀娠"，是到了感觉到胎动的孕期。孕妇通常于孕期 16～20 周感到胎动，因此，本条可能是在此期间出现先兆流产，服用当归芍药散以"保胎。"

至于第二条，妇人杂病导致的腹中急痛原因很多，很难确定是什么病。但从上述分析来看，妇人腹痛应该是子宫痉挛引起的。当归芍药散因为是散剂而保留了较多的挥发油，这些挥发油应该能够缓解子宫平滑肌的痉挛。

087 * 下瘀血汤与胎盘残留

　　产后腹痛，法当以枳实芍药散，假令不愈者，此为腹中有干血著于脐下，宜下瘀血汤主之，亦主经水不利。（二十一·五）

　　下瘀血汤的条文简略，是与枳实芍药散条文并见，主症也是产后腹痛。枳实芍药散证之腹痛是宫缩不良所致，使用本方后仍然腹痛，要考虑其他原因。方后云"新血下如豚肝"，可知本病极有可能是胎盘滞留：一方面胎盘的颜色与猪肝相似，均为暗红色；另一方面胎盘的表面有包膜，猪肝的表面也有包膜。二者具有高度相似性。

　　胎盘滞留是指胎儿娩出 30 分钟后，胎盘仍未娩出者。胎盘娩出属于第三产程，产妇体力衰惫，腹壁松弛，子宫收缩乏力而致胎盘部分剥离，部分仍然附着于子宫壁，或者即使完全剥离，也因为宫缩乏力而滞留在宫腔。另外，子宫收缩不协调，导致胎盘嵌顿，也是胎盘滞留原因之一。既往有子宫内膜炎的产妇，其子宫内膜表面粗糙，胎盘附着后不易剥离，尤其是胎盘面积大而薄时。这些因素都会导致胎盘剥离不全、胎盘粘连、胎盘残留甚至胎盘植入子宫。从"著于脐下"来看，胎盘剥离不全，部分仍然附着于子宫壁，这种情况比较符合条文。由此看来，下瘀血汤应该有促进胎盘剥离与排出的作用。

088 * 吴茱萸汤与颅内压升高

干呕，吐涎沫，头痛者，吴茱萸汤主之。（378）

本条所述颇类似颅内压升高的表现。我们知道，颅内压升高有头痛、呕吐及视乳头水肿三大主症，条文占了两个。头痛呈现持续性，且阵发性加剧，多在清晨时加重。清晨时多为未进食的空腹状态，此时呕吐无物可呕，因此表现为"干呕"，呕吐通常比较剧烈，呈喷射性。患者胃内容物吐尽后，也可以表现为"干呕"。呕吐的情况下迷走神经兴奋，刺激唾液腺分泌，口腔内的分泌物增多，表现为"吐涎沫"。视乳头水肿一般没有明显的症状，或者有一过性视力下降。

《名方广用》载门纯德先生用吴茱萸汤治疗一脑瘤患者头痛两月余，"每头痛发作，欲碰墙撞壁。服用镇痛剂多种无效，遂邀余治之。诊见：唇面苍白，四肢清冷，呕吐涎沫，脉象细弦。余与吴茱萸汤治之，不料头痛渐止，遂令其隔日服一剂，十余日而痛未再发。一月后，患者赴北京检查，诊为'脑瘤'，经手术治疗而愈"。本案的头痛应该是颅内压升高所致。

有观点认为吴茱萸汤所治为偏头痛，但偏头痛有前驱期、先兆期、头痛期及恢复期 4 个阶段，其表现远较高颅压症状复杂。因此，颅内压升高更贴近条文。

089 * 瓜蒌薤白白酒汤与急性心梗

　　胸痹之病，喘息咳唾，胸背痛，短气，寸口脉沉而迟，关上小紧数，瓜蒌薤白白酒汤主之。（九·三）

　　本条描述的应该是急性心肌梗死的表现。"喘息咳唾"很容易让人想到是呼吸系统疾病，诸如慢阻肺（慢性阻塞性肺疾病）或肺炎等肺部感染。但呼吸系统疾病通常属于"咳嗽上气肺胀"等范畴，虽然可以出现胸痛，但不能圆满解释脉象。我们知道，急性心肌梗死可以出现急性心衰的并发症，如果出现急性左心衰，表现为肺水肿时，患者有呼吸困难、阵阵咳嗽、咳吐泡沫样痰，严重者为粉红色泡沫样痰，这些表现符合条文的"喘息咳唾"。急性心肌梗死最先出现的症状通常是胸痛，是位置比较深的胸骨下疼痛，常放射到后背及肩臂，符合条文的"胸背痛"描述。"短气"是呼吸浅表，不敢做深呼吸，很明显，这是胸痛限制了呼吸的深度。有人把"短气"理解为呼吸迫促，这与"喘息"又有什么区别吗？

　　最让人费解的就是脉象的描述。桡动脉分为寸口、关上及尺中三部分，迟脉与数脉是关于频率的概念，寸关之间距离非常小，寸口脉迟与关上脉数不可能同时出现。因此，这种记载让人怀疑错简的可能。如果换一个角度来看，似乎能够说得通。我们知道，这些条文是用古文写成的。在古文的写作手法中，有一种修辞叫"互文"。比如"秦时明月汉时关""烟笼寒水月笼沙"。在《金匮要略》的条文里，似乎也有互文的影子。比如桂枝加龙骨牡蛎汤条文的"男子失精"与"女子梦交"。事实上，男子也会梦交，这里也有互文的味道。基于这种认识，我们认为"寸口脉沉而迟"与"关上小紧数"应该是互文，也就是说，寸口脉也可以有小紧数，关上也可以沉迟。

　　我们知道，急性心肌梗死可以出现心律失常，而心律失常包括快速性心律失常与缓慢性心律失常两大类。心肌梗死可以出现房室传导阻滞，表现为脉迟，也可以出现心动过速或频发性室性早搏。脉小则提示心功能不佳，心脏输出量减少；脉紧则有可能是胸痛导致的，疼痛可以出现紧脉，这与血管平滑肌因疼痛而痉挛有关。总之，脉搏的变化也符合急性心肌梗死的临床表现。当然，这两种类型的脉搏并非同时出现，而是说，有的患者出现"沉迟"，有的出现"小紧数"。

　　瓜蒌薤白半夏汤是本方的派生方。《金匮要略》云："胸痹不得卧，心痛彻背者，瓜蒌薤白半夏汤主之。"患者因疼痛而不能入睡，加用半夏以镇静，如《内经》的半夏秫米汤可治疗失眠。另外，半夏还有止痛作用。疼痛到了"不得卧"的地步，其程度也较上一条为重。

090 * 黄连阿胶汤与食管炎

康治本《伤寒论》云：

少阴病，心中烦，不得眠者，黄连阿胶汤主之。

康治本条文简洁，今从之。

"少阴病"有身体功能衰惫的表现，既然冠以"少阴病"，说明患者处于虚弱状态。按照少阴病的提纲证，患者应该有脉微细、但欲寐，然而，因为"心中烦"而不能入眠，很显然，"不得眠"应该是"心中烦"的继发症状。

我们知道，感染性疾病后期因为体质消耗，以及消化功能下降，饮食摄入不足，容易出现营养不良。当患者出现营养不良时，维生素、烟酸缺乏导致内脏黏膜出现炎性改变，比如口腔、咽部、食管等部位出现炎症，同时，神经系统也容易出现兴奋激惹等表现。许多关于黄连阿胶汤的医案都有舌质红，其中应该不乏营养缺乏引起的舌炎。《伤寒论阶梯》说："此症位于少阴，而夹内热，液分为之枯燥，邪热逆塞于心胸，而现心中烦、不得卧等证。"液分为之枯燥",即营养不良的另一种说法。

"心中烦"有可能是食管炎的表现。《伤寒论》中关于"心中"的条文很多,有厥阴病的"心中疼热"、瓜蒂散证的"心中满而烦"、栀子豉汤条文的"心中结痛""心中懊恼",由此可知,"心中"为专有词汇。通常,我们把"心下"理解为胃,那么,"心中"的位置应该高于"心下",当为食管的胸段。"烦",有热的意思,是患者主观感觉的热,"心中烦"则是食管处有灼热感。

黄连、黄芩有减轻炎症充血作用,黄连还能镇静。芍药也可以抗炎,并减轻食管的痉挛。阿胶、鸡子黄为血肉有情之品,含有多种营养成分,能够促进炎症病灶的修复,比如维生素 A 可以保持上皮细胞的完整性。同样是炎症,太阳病阶段与少阴病时期还是不同的,营养因素是二者重要的区别。

《皇汉医学》还记载黄连阿胶汤治疗毒利腹痛、脓血不止、口舌干者,类似于急性细菌性小肠炎或菌痢。这是黄连阿胶汤的另一种用法,此处主要是抗炎、止血、缓解腹痛。这种情况未必处于少阴病阶段。

栀子豉汤也可以治疗"虚烦不得眠",且有"心中懊恼"等症状,然而,在病程方面好像没有黄连阿胶汤证之久,至于营养状况,也应该强于本方证,虽为"虚烦",然"液分为之枯燥"当不明显。

091 * 葛根黄芩黄连汤与感染性腹泻

《古本康平伤寒论》云：

太阳病，桂枝证，医反下之，利遂不止，喘而汗出者，葛根黄芩黄连汤主之。

旁注：

脉促者，表不解也。

康平本较为简洁，从之。

从"太阳病，桂枝证"来看，本条的"利遂不止"应该是感染性腹泻。或问，条文明示"医反下之"，当为误下表现，何以言其为感染性？我们知道，"医反下之"导致的"利遂不止"，极有可能使用了含有巴豆的峻下剂，其他的泻药较少导致如此严重的腹泻。然而，巴豆引起下利不止时，可以饮冷粥等缓解症状，也就是说，药物刺激导致的腹泻停药后大多数会缓解，不至于发展到"利遂不止"的地步。因此，本条的"利遂不止"要高度考虑感染性腹泻，这是疾病自然进程使然，只是在时间节点上与使用下剂重叠，误认为是下剂导致的。

条文虽说"利遂不止"，但没有出现四逆等脱水表现，推测患者每次下利的排便量并不多，只是次数频繁。"喘而汗出"，提示患者发热，且体温较高。体温升高时，患者呼吸同时加快，"喘"有呼吸急促之意；"汗出"是散热之表现，但在高热时，汗液很快蒸发而症状不明显。《神农本草经》说葛根主"身大热"，本方用半斤葛根可佐证患者有高热。

《当代医家论经方》载邵金阶先生"刍议葛根黄芩黄连汤证"一文。邵先生认为，葛根黄芩黄连汤是清热解毒剂，而不是表里双解剂，指出："黄芩与葛根亦对痢疾杆菌有不同程度的抑制作用，与黄连相配，不仅能增强抗菌能力，而且可以避免单用黄连较易产生抗药性的缺点。"这一观点也是对感染性腹泻的有力支持。

092 * 生姜泻心汤与消化不良

伤寒汗出解之后，胃中不和，心下痞硬，干噫食臭，胁下有水气，腹中雷鸣下利者，生姜泻心汤主之。（157）

本条所述应该是外感病治愈后，患者进食过多，超出胃肠道能力导致消化不良，有可能既往有慢性胃肠病史，发汗或药物诱发宿疾。"胃中不和"是消化道功能下降之意，此处的"胃"不是西医学的胃。"心下痞硬"是胃动力下降、胃内容物排空迟缓的表现。"干噫食臭"是嗳气、打嗝有伤食的气味，因食物在胃内停留过久，过度发酵所致。"胁下有水气"或为病机术语。"腹中雷鸣下利"是肠蠕动亢进，大便次数增多，因为消化功能下降，其病应该类似于发酵性下利。

093 ＊通脉四逆汤证缘何"面色赤"

　　少阴病，下利清谷，里寒外热，手足厥逆，脉微欲绝，身反不恶寒，其人面色赤，或腹痛，或干呕，或咽痛，或利止脉不出者，通脉四逆汤主之。（317）

　　按照传统的观点来看，本条是阴寒内盛，逼阳外越，残阳将脱。"手足厥逆，脉微欲绝"是休克的表现。我们知道，绝大多数的休克都是面色苍白的，本条却是"面色赤"，与整体的表现不一致，又该如何理解呢？这要考虑感染性休克。在内毒素的刺激下，机体产生一些扩血管物质，而面部血管丰富，一旦血管扩张则充血明显，表现为面部皮肤潮红。感染可以导致代谢亢进，从而机体出现发热，患者因而"身反不恶寒"。

　　感染可以引起诸多症状。"下利清谷""或腹痛，或干呕"是感染波及消化道的表现；"咽痛"则是咽部感染的症状；如果是单纯的腹泻导致低血容量性休克，腹泻停止后，血容量得以恢复正常而休克缓解，脉搏逐渐出现，"利止脉不出"则提示休克并非出于腹泻单一因素。

　　患者虽然有面红及身热不恶寒，但这些热象并不持久，如果休克不能及时纠正，将会很快消失。

094 ＊从咳嗽性晕厥看泽泻汤条文

心下有支饮，其人苦冒眩，泽泻汤主之。（十二·二十四）

本条的"心下有支饮"颇为费解！"心下"是部位，可以理解为上腹部。"支饮"，在《金匮要略》里是病名，为广义的痰饮病之一，与痰饮、溢饮、悬饮等并列。《金匮要略》云："咳逆倚息不得卧，其形如肿，谓之支饮。"因此，条文若为"心下有水饮"或"心下有痰饮"似乎更合适。

"苦冒眩"：苦，以……为苦；冒，本意是以物蒙眼前行，有视物模糊之意；眩，摇晃不定之感；"冒眩"之严重者还当有一过性意识丧失，即晕厥。如果我们先把"心下"悬置不论，单从"支饮"角度来看"冒眩"，则本条所述有可能是咳嗽性晕厥。

咳嗽性晕厥见于慢性肺部疾病，如慢支（慢性支气管炎）、支气管扩张等，通常在剧烈咳嗽之后出现。"咳逆倚息不得卧，其形如肿，谓之支饮"，可知，"支饮"即是慢性咳嗽性疾病之急性发作阶段。"倚息不得卧"，提示咳嗽剧烈不能平卧，只能倚靠在物体上。咳嗽性晕厥的形成机制可能是剧烈咳嗽时胸腔内压力增加，静脉回流受阻，回心血量不足，心排血量减少，血压明显下降，导致脑供血一过性匮乏，从而出现晕厥；也有观点认为是剧烈咳嗽，导致脑脊液压力迅速升高，对脑组织产生冲击所致。

第二种观点较为合适。我们知道，泽泻汤有利尿作用，通过利尿减轻血容量，导致脑脊液被动吸收入血，从而使咳嗽时脑脊液对脑组织冲击减轻，脑组织所受影响也减轻。这只是单纯从"支饮"病来讨论。如果牵扯到"心下"，则应该是胃潴留导致的症状，但胃潴留通常有呕吐及心下膨满的症状，为什么条文没有指示呢？而且，从经方用药体例来看，心下停水通常离不开茯苓、白术，本方却使用泽泻、白术，不符合经方之惯例。

095 * 桂枝去桂加茯苓白术汤证的探讨

服桂枝汤，或下之，仍头项强痛，翕翕发热，无汗，心下满微痛，小便不利者，桂枝去桂加茯苓白术汤主之。（28）

大塚敬节说"平素胃肠虚弱的人，遭受外邪的侵犯"而患本病，指出了本病形成是体质与外邪两个因素导致的。从条文可以看出，本方证主要包括两个部分：一是表证，即"头项强痛，翕翕发热，无汗"，这也是典型的桂枝汤证；二是胃肠功能衰弱导致水液停滞的状态，即"心下满微痛"。至于"小便不利"，是水液不能被充分吸收，人体血液因发热而趋于体表，肾脏血流量减少的结果。

患者一开始是典型的桂枝汤证，按照桂枝汤的服法，喝了大量的稀粥及药液，但因为胃肠功能虚弱，所进之物不能及时吸收，药代动力学层面出现问题，致使桂枝汤不能有效发挥作用，表证不得以汗而解。同时，药液与粥停滞于胃肠的表现也很明显。恰如作战，前线吃紧，后方的弹药与给养又送不上去。当务之急是抓住主要矛盾，先解决胃肠吸收问题，至于表证，暂且搁置。

于是，在桂枝汤基础上加用茯苓、白术以驱除水饮，实质是改善胃肠功能，促进其蠕动与吸收。为了更集中地解决胃肠问题，避免掣肘及影响方中药物的合力方向，把桂枝去掉。因为有"微痛"，所以保留了白芍。生姜有散饮作用，也可以保留。甘草、大枣有生津液作用，也没有去掉。使用本方之后，此前停滞在胃肠的桂枝汤药液与稀粥得以吸收，重新发挥治疗作用，即使不再使用桂枝，表证也会得以缓解。退一步说，表证如果还在，在胃肠功能改善后，依然可以再次使用桂枝汤。

《伤寒论》说："结胸者，项亦强，如柔痉状，下之则和，宜大陷胸丸。"据此可知，"或下之"是有的医生把"头项强痛"误认为结胸病而使用大陷胸丸。平素有慢性胃病之人，经过甘遂、大黄等药物刺激，胃黏膜充血而造成药物性胃炎，胃蠕动减慢，饮食停滞而"心下满"；既往基础性胃肠病因药物刺激而诱发，表现为"微痛"。不但原有表证未除，而且将宿疾诱发，这是由"下之"而引发本方证的一面。

096 * 桂枝麻黄各半汤与荨麻疹

太阳病，得之八九日，如疟状，发热恶寒，热多寒少，其人不呕，清便欲自可，一日二三度发，脉微缓者，为欲愈也。脉微而恶寒者，此阴阳俱虚，不可更发汗、更下、更吐也。面色反有热色者，未欲解也，以其不能得小汗出，身必痒，宜桂枝麻黄各半汤。（23）

《临床应用伤寒论解说》认为本条自"脉微"至"未欲解也"的40字为注解的文字，是说明服用桂枝麻黄各半汤后的变化。因此，真正的条文为"太阳病，得之八九日，如疟状，发热恶寒，热多寒少，其人不呕，清便欲自可，一日二三度发，以其不能得小汗出，身必痒，宜桂枝麻黄各半汤"。精简后的条文包括三个方面：一是病史，即"太阳病，得之八九日"；二是寒热如疟的症状；三是身痒。"其人不呕，清便欲自可"则是具有鉴别诊断的阴性资料，说明疾病尚未波及消化道。"如疟状""一日二三度发"，可知此病为发作性疾病；"身必痒"，考虑为与过敏有关的皮肤病。据此，我们认为慢性荨麻疹与条文的表现有高度吻合。慢性荨麻疹在 2 ～ 24 小时内可以自行消退，但常反复发作。如果在 24 小时内反复发作，符合"一日二三度发"的特点。慢性荨麻疹常常迁延数日至数月，"得之八九日"即属于迁延性表现。荨麻疹分为多种类型，其中有一类为胆碱能性荨麻疹，该型可以在运动、受热、精神紧张、饮酒等因素刺激下诱发，表现为丘疹性风团，瘙痒、麻刺感及灼热感，其皮肤可以潮红发热，怕冷不明显，1 小时左右消退，与条文"如疟状，发热恶寒，热多寒少"高度类似，此处的发热是患者主观感觉，未必真有体温升高。"其人不呕，清便欲自可"，提示荨麻疹没有波及胃肠道黏膜。"以其不能得小汗出"，疟疾为恶寒、发热，汗出热退，此处无汗出，因此说"如疟状"。"身必痒"是荨麻疹必见之症状。值得一提的是，条文并没有提到皮疹，而荨麻疹通常有风团，这与条文有所偏差，但对于胆碱能性荨麻疹来说，有时仅有剧烈瘙痒，并不出现皮疹。

097 * 麻黄杏仁薏苡甘草汤与结缔组织病

《古本康平伤寒论》云:

> 病者一身尽疼,发热,日晡所剧者,名风湿,可与麻黄杏仁薏苡甘草汤。

"此病伤于汗出当风,或久伤取冷所致也"作为嵌注出现,当为后人注解混入正文,带有较大的臆测成分,不足为信。

本条描述的"风湿"恐为结缔组织病。

"一身尽疼",可知疼痛的范围广泛,并不限于某一两个部位,《皇汉医学》说是一身之关节尽痛。未必如此!如果是关节疼痛,条文可以明言"一身骨节尽疼",也就是说,疼痛可能不限于关节,也可能是关节外的肌肉病变。结缔组织病通常是全身性表现,涉及多个系统,出现"一身尽疼"的机会较大。

"发热"是结缔组织病的全身症状。感染性发热多伴有寒战,条文没有说恶寒,可知感染性发热的可能性不大。"日晡所剧",是说"日晡"这个时段身疼及发热加重,症状最为明显。"日晡"

又是什么时段呢？有人认为是黄昏，不妥！如果是黄昏，古人通常称之为"暮"。梁华龙先生在《伤寒论钩沉与正误》一书中谈到《伤寒论》中的"日晡所发潮热"，是指十六时段中的"晡时"和"下晡"两个时段，相当于现代计时的下午 2：15 ～ 5：15，为一天中温度最高的时段，人体阳气亦最旺。十六时段是汉代以前人们依照进餐的时间将昼夜划分为十六个时间段，每个时段大约 90 分钟。

　　试以系统性红斑狼疮为例，对条文加以探析。本病可以表现为发热、关节疼痛及全身不适，一开始皮疹可以不明显，关节的症状较为多见。就发热而言，可见高热及低热，其中，长期低热较为常见。我们知道，低热通常发生在午后，上午体温大多正常，或是下午较上午高，由此可知，"日晡所剧"的发热应该以低热为主。当体温达到最高时，关节的疼痛也随之明显。

098 ＊茯苓四逆汤证与中度休克

发汗若下之，病仍不解，烦躁者，茯苓四逆汤主之。（69）

本条所述过于简略。《古本康平伤寒论》则将其与苓桂术甘汤、芍药甘草附子汤、调胃承气汤共为一条，其条文之首冠以"伤寒"，是置于芍药甘草附子汤条文之后的。芍药甘草附子汤条文为"发汗，病不解，反恶寒者，芍药甘草附子汤主之"。这是单纯的发汗所致，本条除了发汗，还有下法。二者均有"病不解"，彼条汗后恶寒，本条亦有发汗，似乎也应该有恶寒。下之后而用四逆汤，当有恶寒及四逆。《伤寒论》厥阴病篇云："大汗，若大下利，而厥冷者，四逆汤主之。"四逆加人参汤条文云："吐利恶寒，脉微而复利。"因此，汗出、恶寒、下利、四逆，这些症状应该包含在茯苓四逆汤证中。"烦躁"则是重要而突出的症状，因此，在条文中明确提出。"烦"为主观的兴奋不安，"躁"则是手足的不自主乱动，二者同时出现，也是脑功能障碍的表现。

不论是发汗，还是下之，都可以导致水与电解质丢失而血容量不足，早期出现疲乏、无力，多伴有明显口渴感，同时出现体位性眩晕。严重者出现内脏灌注不足而表现为休克。休克时，儿茶酚胺分泌增多，刺激中枢神经高级部位，导致兴奋而出现烦躁不安，表现为"烦躁"，此刻，患者的神志还是清楚的。"烦躁"是中度休克的症状。一开始，休克程度较轻，脑部缺血缺氧并不明显，病情尚未导致儿茶酚胺分泌亢进。因此，早期休克没有烦躁。重度休克时，脑组织严重缺氧，脑细胞大量受损，脑功能下降而表现为神志差，表情淡漠，这一阶段，烦躁反倒消失了。

《皇汉医学》引了《橘窗书影》的两则治验，曰："一女子患疫，八九日，汗大漏，烦躁不得眠，脉虚数，四肢微冷。众医束手。余诊，投以茯苓四逆汤，服之一二日，汗止，烦闷去，足微温。一妇人四十许，经水漏下。一日，下血块数个，精神昏愦，四肢厥冷，脉沉微，冷汗如流。众医束手。余与茯苓四逆汤，厥愈，精神复常。"从这两则治验中不难窥出茯苓四逆汤证的要点，即精神烦躁或昏愦、汗出多、四逆、脉虚数或沉微。

本方茯苓用量为四两，为方中用量最大者。茯苓有宁心安神作用，很容易让人想到是针对"烦躁"的，与其说针对烦躁，不如说针对汗出更合适。休克时，不仅会烦躁，更会汗出不止，茯苓具有较好的止汗作用。《三湘医粹》载曾绍裘"茯苓止汗"一文，文中说："昔年治钟某汗出如雨，左卧则汗出于右，右卧则汗出于左，仰卧则汗出于胸，俯卧则汗出于背，叩遍青囊，无有济者，乃重用茯苓二两，投服立愈。"基于这种经验，使用大青龙汤后汗出不止，也应该使用本方以善后。

099 * 这条讲的是外耳氏病吗

　　阳明中风，脉弦浮大而短气，腹都满，胁下及心痛，久按之气不通，鼻干不得汗，嗜卧，一身及目悉黄，小便难，有潮热，时时哕，耳前后肿，刺之小差。外不解，病过十日，脉续浮者，与小柴胡汤。（231）

　　这一条症状繁多，涉及多个功能系统，因此，需要考虑全身感染性疾病。范行准先生认为本条讲的是外耳氏病，我们也认为魏尔病是较为合适的解释。魏尔病（Weil disease）为黄疸出血型钩体病，是钩端螺旋体病的一种严重表现，因德国人魏尔于1886年将其作为一个独立的传染病而得名。本病主要症状为溶血性黄疸，伴随症状有氮质血症、贫血、神志不清、持续发热、肝脏肿大、全身浅表淋巴结肿大等。不妨把魏尔病的一些表现与条文描述的症状进行比较（表4）。

表 4　魏尔病临床表现与条文所述症状

魏尔病临床表现	条文所述症状
黄疸	一身及目悉黄
氮质血症	小便难、时时哕
贫血	短气
神志不清	嗜卧
持续发热	有潮热
全身浅表淋巴结肿大	耳前后肿
肝脏肿大	胁下及心痛

通过对比，我们可以得出这样的结论：魏尔病表现与条文症状高度吻合！值得注意的是，我们常常以单向思维来理解《伤寒论》，认为黄疸＝病毒性肝炎，事实上，用病毒性肝炎则不能解释本条。

另外，钩端螺旋体病在使用青霉素治疗过程中可以出现"赫氏反应"，这为理解小柴胡汤的"振汗"提供了一条思路。《伤寒论》说："伤寒中风，有柴胡证，但见一证便是，不必悉具。凡柴胡汤病证而下之，若柴胡证不罢者，复与柴胡汤，必蒸蒸而振，却复发热汗出而解。"使用小柴胡汤为什么会出现"蒸蒸而振"？我们看看"赫氏反应"吧！

"赫氏反应"是钩端螺旋体病首次使用青霉素 30 分钟～4 小时内出现的反应，表现为突然寒战、高热、头痛、全身酸痛、心率及呼吸加快，原有症状加重，可伴有血压下降、四肢厥冷、休克、体温骤降等，一般持续 30 ～ 60 分钟。其发生的机理是青霉素→杀灭钩端螺旋体→病原体裂解→毒素短期内大量释放到血液中→发热及中毒表现。推测服小柴胡汤后"振汗"与之机理类似，把"青霉素"换成"小柴胡汤"似乎可以成立，小柴胡汤→杀灭病原体→毒素大量释放→类似于"赫氏反应"。当然，这只是假说，还需要临床研究进一步证实。

100 * 巫术的雪泥鸿爪

伤寒，阴阳易之为病，其人身体重，少气，少腹里急，或引阴中拘挛，热上冲胸，头重不欲举，眼中生花，膝胫拘急者，烧裈散主之。（393）

很显然，条文描述的"阴阳易"应该是大病初愈后房劳过度，体力尚未恢复，伴有神经衰弱之类的表现。对此，不必做过多的解释。我们重点探讨条文背后的东西。

"裈"是什么？《康熙字典》引《玉篇》云为"亵衣"之意。"亵衣"有两层意思，一是内衣，二是污秽的衣服，即脏衣服。此处应该是内衣。古代女子的内衣最早被称为"亵衣"，如《礼记·檀弓下》说："季康子之母死，陈亵衣，敬姜曰：妇人不饰，不敢见舅姑，将有四方之宾来，亵衣何为陈于斯？命彻之。"古代女子去世后，内衣要入殓，不能摆于大庭广众之下，那样非常不庄重。季康子身为鲁国贵族，不能不顾及那个阶级的脸面。既然"裈"是女子内衣，则亵衣为妇人所特有，可知患者当为男子，阴阳易就应该是男人病。方后的"妇人病，取男子裈烧服"，在《古本康平伤寒论》中作为嵌注出现，是后人添加的内容。

褒衣可能分为上褒衣、中褒衣及下褒衣之不同部分。烧裈散用"妇人中裈近隐处"，"中裈"应该是中褒衣。"妇人中裈近隐处"如何理解？"近"，接近之意；"隐处"即妇人外阴之处。汉代没有短裤，只穿开裆裤，因此，取中褒衣近阴部分，而不是用妇人的内裤。《五十二病方》有多处提到"女子布"，即女子用来承接经血之物。治疗"蛊者"有"燔女子布，以饮"的治法。"燔"即烧成灰之意。"蛊"，病名。《左传》载："晋侯求医于秦，秦伯使医和视之。曰：疾不可为也。是谓近女室，疾如蛊。非鬼非食，惑以丧志。"可知，蛊病只见于男子，而不见于女子，其疾病性质与阴阳易略同，烧裈与燔女子布类似。

不论是褒衣还是女子布都不是传统药物，难以用传统的气味来归纳药性。这种治法极有可能是在药物出现之前的产物，而药物之前应该属于巫术盛行的时代。因此，有学者认为烧裈散应该是巫术遗留的痕迹。既然是巫术，起初就应该是由巫来操作，否则疗效会打折扣。从现代心理学的角度来看，真正起效的并非女子所用之物，而是一种心理安慰作用。从更广的意义上说，应该属于一种催眠。

阿城先生在《常识与通识》一书中介绍了他做知青时的见闻。巫医用牛屎糊在牙痛患者的脸上，在太阳下曝晒。牛屎干后被揭下来，患者一脸汗，但牙不痛了。"巫医指着牛屎说，你看，虫出来了。我们探过头去看，果然有小虫子。屎里怎么会没有虫？没有还能叫屎吗？"是的，湿牛屎本身就有虫，晒干后更容易看到。其有效的机理是巫医认为牙痛的原因是牙虫作祟，恰恰患者也相信这一点。以今鉴古，可知远古时代烧裈散一定是有效的。那时候，人们的科学素养并不高，"解铃还须系铃人"，既然为女子所惑，则用女子之物当然有效了。朴素的治疗观在当时一定非常盛行，以至于形成群体性催眠。

最早的医术与巫术是不分的，繁体字的"毉"还可以看到"巫"的偏旁。等到巫医分家后，一些巫术的痕迹遗留在医术中，因此，有学者认为烧裈散是古代巫术遗留的痕迹。这个观点是我很久之前读到的，遗憾的是，忘了作者的大名。在此，向他的精鉴确识表示敬仰！事实上，医学夹杂巫术的古例并非仅此。《备急千金要方》《千金翼方》《外台秘要》也都有符箓、咒语等记载，医生也并非纯粹使用针药。相比之下，成书早于它们的《伤寒论》，能够如此纯净已经是非常不错了！

黄煌先生说中医学是一部史，提倡从医学史的角度来看经方。是的，研究经方需要还原古人的生活场景。放在那种历史大背景下来看烧裈散，就不会被纯粹的医学所局限。当然，也一定能离执于今天的价值观看问题，自然不会觉得古人愚昧可笑。有人以烧裈散攻击中医，这是非常无厘头的，起码，不是郑重的研究态度。你若生活在那时，也难逃"宿命之神"的捏拿。离开时代背景讨论文献，吾不屑与之辩也！

　　古人用"雪泥鸿爪"比喻往事留下的痕迹，在我的理念中，这应该是一个高雅的词汇，至少，"雪""鸿"多被雅士们赞赏。我并不认为巫术在古代是下九流，事实上，恰恰是巫术支撑了人类社会走过"婴儿时期"。至于今天，巫术自然完成了它的历史使命。基于这种认知，我把"雪泥鸿爪"这个词送给了古代的巫术。